Dr. med. Matthias Rath

Nie wieder Herzinfarkt

Dr. med. Matthias Rath

Nie wieder Herzinfarkt

»Das führende Herz-Kreislauf-Vitaminprogramm aus den USA«

Herbig
Gesundheitsratgeber

1. Auflage Mai 1996
2. Auflage Juni 1996
3. Auflage Juli 1996
4., aktualisierte und erweiterte Auflage August 1996
5. Auflage Oktober 1996
6. Auflage Oktober 1996
7. Auflage Dezember 1996
8. Auflage Januar 1997
9. Auflage Februar 1997

Umschlaggestaltung: Adolf Bachmann, Reischach
Produktion: VerlagsService Dr. Helmut Neuberger & Karl Schaumann GmbH, Heimstetten
Gesetzt aus der 11 Punkt Optima
Gesamtherstellung: Jos. C. Huber KG, Dießen
Printed in Germany
ISBN 3-7766-1915-5

Neue Gedanken und neue Wahrheiten setzen sich in drei Stufen durch. Zunächst werden sie belächelt, dann werden sie heftig bekämpft. Schließlich werden sie als Selbstverständlichkeiten angenommen.

Arthur Schopenhauer

Inhalt

Anstelle eines Vorworts:

Offener Brief an die Politiker Deutschlands und Europas

Sehr geehrte Damen und Herren!

Mit diesem Brief wende ich mich an Sie, die Sie politische Verantwortung auf kommunaler, regionaler oder nationaler Ebene tragen.
Herzinfarkte und Schlaganfälle sind die Todesursache Nummer eins in allen Ländern Europas. Wird der Herz-Kreislauf-Epidemie nicht Einhalt geboten, so rafft sie weiterhin das Leben jedes zweiten Mannes und jeder zweiten Frau in Ihren Städten, Gemeinden und Ihrem Land dahin. Jetzt wurde ein medizinischer Durchbruch erzielt, der das Ende der Herz-Kreislauf-Epidemie bedeutet. Die Hauptursache der Herz-Kreislauf-Erkrankungen ist chronischer Vitaminmangel in Millionen von Zellen des Herzmuskelgewebes und der Arterienwände. Mit seinem letzten öffentlichen Aufruf hat der zweifache Nobelpreisträger Linus Pauling diesen medizinischen Durchbruch unterstützt. Jetzt, nach dem Tod des Nobelpreisträgers, obliegt es meiner Verantwortung, diese Botschaft an Millionen Menschen weiterzugeben. Mit diesem Brief wende ich mich an Sie mit der dringenden Bitte: Unterstützen Sie die jetzt mögliche Auslöschung der Herz-Kreislauf-Epidemie mit allen Ihnen zur Verfügung stehenden Mitteln. Insbesonde-

re ersuche ich Sie: Setzen Sie sich dafür ein, daß in den Schulen Ihres Landes jedes Kind erfährt, daß Menschen kein eigenes Vitamin C produzieren können , und daß wir zum Erhalt unserer Gesundheit auf eine tägliche optimale Zufuhr von verschiedenen Vitaminen angewiesen sind.
Setzen Sie sich dafür ein, daß in den Arztpraxen, Krankenhäusern und an den medizinischen Universitäten Vitamine und andere essentielle Nahrungsergänzungsstoffe ein fester Bestandteil der medizinischen Versorgung Ihrer Landsleute wird.
Vor allem ersuche ich Sie: Setzen Sie sich dafür ein, daß so bald wie möglich alle gesetzlichen Schranken abgeschafft werden, die den Einwohnern Ihres Landes noch immer freien Zugang zu Vitaminen und anderen lebenswichtigen Naturstoffen verwehren.
Tun Sie es für die Gesundheit der Menschen in Ihrer Stadt und Ihrem Land, tun Sie es für die Generation Ihrer Kinder und die nachfolgenden Generationen.
Mit den besten Wünschen für Ihre persönliche Gesundheit!

Dr. med. Matthias Rath

1 Tiere kennen keinen Herzinfarkt

Chronischer Vitaminmangel als Ursache von Herz-Kreislauf-Erkrankungen

Haben Sie sich schon einmal überlegt, warum Tiere keinen Herzinfarkt kennen, während jeder zweite Mensch daran stirbt? Die Antwort ist im Prinzip ganz einfach: Tiere kennen keinen Herzinfarkt, weil sie in großen Mengen Vitamin C in ihrem Körper selbst herstellen können. Dieses Vitamin stabilisiert die Arterienwände und verhindert so atherosklerotische Ablagerungen, Herzinfarkt und Schlaganfall. Das weiß man seit längerem. Wir Menschen dagegen können kein körpereigenes Vitamin C bilden und sind auf die Vitamine angewiesen, die wir mit unserer täglichen Nahrung aufnehmen. Das sind jedoch viel zu wenig, und bei fortschreitender Ausbreitung unserer Fast-food-Eßgewohnheiten werden es immer weniger. Die Folge ist eine chronische Schwächung der Arterienwand und Atherosklerose. Nicht beruflicher Streß oder hohe Cholesterinspiegel, wie immer wieder behauptet wird, sondern chronischer Vitaminmangel ist der Hauptgrund für die epidemieartige Ausbreitung der Herz-Kreislauf-Erkrankungen.
Was Sie vielleicht noch nicht wissen, ist, daß in Amerika die Herzinfarktrate in den letzten Jahren halbiert werden konnte, während sie in Deutschland und Europa unverändert hoch geblieben ist. Tatsächlich ist in den letzten drei Jahrzehnten die Zahl der Herzerkrankungen in den USA

um fast die Hälfte zurückgegangen. Der entscheidende Grund für diesen Erfolg steht jetzt fest: Die Hälfte aller Amerikaner nehmen täglich Vitamine zu sich und schützen auf diesem Weg das Herz-Kreislauf-System. In Deutschland und Europa dagegen ergänzt bisher nur ein Bruchteil der Bevölkerung die tägliche Nahrung durch Vitamine. Da die übrigen Risikofaktoren wie Cholesterinspiegel, Eßgewohnheiten, angeborene Stoffwechselstörungen und andere bislang diskutierte Einflüsse diesseits und jenseits des Atlantiks vergleichbar sind, kann der drastische Unterschied in der Herzinfarktrate zwischen den USA und Europa durch Unterschiede in der Lebensweise kaum erklärt werden.

Der wissenschaftliche Durchbruch, der letztlich zur Kontrolle der Herz-Kreislauf-Erkrankung führen wird, liegt in der Erkenntnis, daß Herzinfarkte und Schlaganfälle eigentlich keine Krankheiten sind, sondern in erster Linie die Folge von chronischem Vitaminmangel. Während heute noch jeder zweite Mann und jede zweite Frau an den Folgen von Herz-Kreislauf-Erkrankungen stirbt, wird der Herztod in zukünftigen Generationen weitgehend unbekannt sein.

Dieses Buch ist der authentische Bericht über einen medizinischen Durchbruch, von dem Leben und Gesundheit von Millionen Menschen abhängen. Machen Sie es sich zunutze! Erstmals in Deutschland und Europa stellen wir Ihnen eine Möglichkeit vor, wie Sie Ihr Herz-Kreislauf-System gesund und vital erhalten können: den Vitamin-Zell-Komplex – Amerikas erfolgreichstes Herz-Kreislauf-Programm.

Der Vitamin-Zell-Komplex

Dieses Programm beinhaltet die regelmäßige Aufnahme einer Auswahl lebenswichtiger Vitamine, Mineralien und natürlicher Aminosäuren, und das in Kombination mit einem gesunden Lebensstil. Der Vitamin-Zell-Komplex ist heute das erfolgreichste Herz-Kreislauf-Programm der USA. Dieses Buch gibt Ihnen praktische Hinweise zur Vorbeugung gegen die in den westlichen Industriegesellschaften epidemisch auftretenden Herz-Kreislauf-Probleme wie zu hoher Blutdruck, Diabetes, Fettstoffwechselstörungen, Angina pectoris, unregelmäßiger Herzschlag, aber auch zur natürlichen Behandlungsergänzung für Patienten nach Herzinfarkt, Koronarbypass-Operation, Koronarerweiterung durch Angioplastie (Ballonkatheter) und dergleichen Leiden mehr.

Atherosklerose – die eigentliche Ursache von Herz- und Kreislaufleiden

Der Vitamin-Zell-Komplex ist die erste patentierte Therapie der Welt zur natürlichen Umkehr der Entwicklung von Herz-Kreislauf-Erkrankungen. Ohne Ballonkatheter oder Bypasschirurgie wird die Bildung atherosklerotischer Ablagerungen gestoppt und bereits vorhandene Ablagerungen in vielen Fällen abgebaut. Wie ist das möglich?

Cholesterin und Fettpartikel (Lipoproteine) lagern sich mit Hilfe von biologischen »Haft«-Molekülen an der Arterienwand ab, was zu Atherosklerose und schließlich zum Infarkt führt. Diese Ablagerungen können mit »teflonartigen« Substanzen aus der Natur verhindert und teilweise wieder rückgängig gemacht werden. Die erste Generation dieser Arterienwand-»Teflons« sind die natürlichen Aminosäuren Lysin und Prolin, deren Wirkung durch gezielte Kombination mit anderen Vitaminen noch gesteigert wird. Der hier beschriebene Vitamin-Zell-Komplex ist das erste Gesundheitsprogramm der Welt, mit dem ein vollständiges Verschwinden bereits bestehender Kalkablagerungen in den Herzkranzgefäßen eines Patienten mit koronarer Herzerkrankung dokumentiert werden konnte. Die Medizin ist damit erstmals in der Lage, eine geschädigte Arterienwand auf natürlichem Wege zu heilen. Auf der gegenüberliegenden Seite sehen Sie die fotografische Dokumentation dieses wichtigen medizinischen Fortschritts.

»Ein Gramm Prävention ist mehr wert als ein Pfund Therapie.« So lautet ein alter Grundsatz der Medizin. Und in der Tat: Erfolgreiche Vorbeugung ist nicht nur schonender für den Patienten als eine noch so aufwendige Behandlung – was ohne weiteres einleuchtet. Vielmehr ist sinnvolle Prävention auch ein wichtiger Beitrag zur vieldiskutierten Kostensenkung. Selbst die aufwendigste Vorbeugung verschlingt nur einen Bruchteil der Kosten, die durch die aufwendige Behandlung von Herz- und Kreislaufkrankheiten entstehen.

Dieses Buch dokumentiert den Erfolg des Vitamin-Zell-Komplexes bei Patienten mit den verschiedensten Herz-Kreislauf-Problemen wie Angina pectoris, Herzrhythmusstörungen, Herzinsuffizienz. Die Patientenerfolge und klinischen Studien sprechen für sich. Noch bedeutender ist jedoch die Tatsache, daß auf der Grundlage dieses natürlichen Gesundheitsprogramms Millionen von Menschen gar nicht erst abzuwarten brauchen, bis sich Herz-Kreislauf-Erkrankungen entwickeln. Das hier dokumentierte Herz-Kreislauf-Gesundheitsprogramm ist ein effektiver, nebenwirkungsfreier und erschwinglicher Weg für Frauen und Männer jeden Alters, um Herz-Kreislauf-Erkrankungen vorzubeugen.

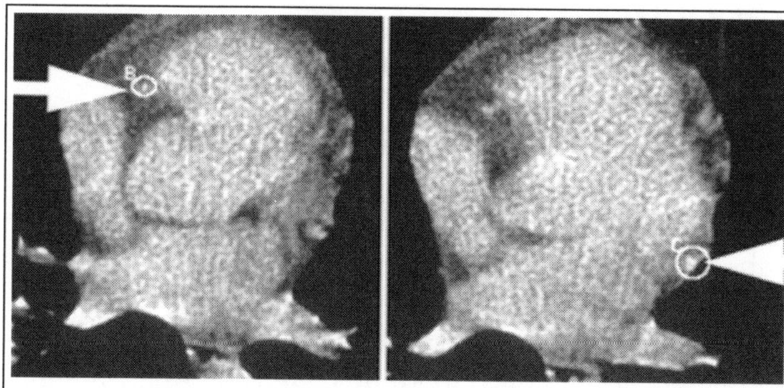

Vor Beginn des Vitamin-Zell-Komplex-Programms:
Atherosklerotische Ablagerungen an den mit Pfeil markierten Stellen

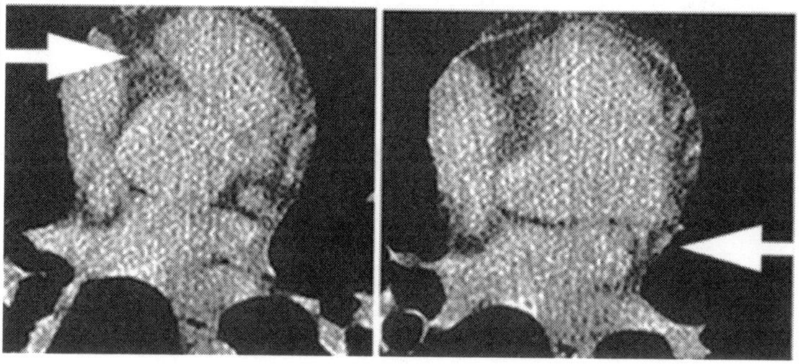

Acht Monate nach Beginn des Vitamin-Zell-Komplex-Programms
Die Ablagerungen sind verschwunden.

Diese Ultrafast-Computertomographie-Scanbilder zeigen Querschnitte durch das Herz des Patienten. An den durch Pfeile markierten weißen Punkten erkennt man beginnende atherosklerotische Ablagerungen in der rechten und linken Koronararterie. Diese Ablagerungen waren bei diesem Patienten nach acht Monaten Vitamin-Zell-Komplex-Programm verschwunden.

Zellular-Medizin – Grundlage der zukünftigen Medizin

Die Grundlage dieses medizinischen Durchbruchs ist die Zellular-Medizin, ein junges Forschungsgebiet, dessen Resultate ein neues Medizinverständnis hervorgebracht haben. Es stützt sich auf die Erkenntnis, daß die Hauptursache von Herz-Kreislauf-Krankheiten eine mangelhafte Funktion von Millionen Zellen des Herzens und der Gefäßwände ist. Die besondere mechanische Belastung des Herz-Kreislauf-Systems durch die unablässige Pumpfunktion führt zu einem hohen Verbrauch von Vitamin-Zell-Komplex, der aus der täglichen Nahrung nicht gedeckt werden kann. Chronischer Vitaminmangel führt unmittelbar zu Mangelfunktion von Millionen Zellen des Herz-Kreislauf-Systems. Dies erklärt auch die Häufigkeit von Herz-Kreislauf-Erkrankungen. Die Zellular-Medizin ist auf dem Wege, eine Grundlage der zukünftigen Medizin zu werden.

2 Amerikas führendes Herz-Kreislauf-Vitaminprogramm

Das Zehn-Punkte-Programm für optimale Herz-Kreislauf-Gesundheit

1. Vergegenwärtigen Sie sich einmal die Größe und die Funktion Ihres Herz-Kreislauf-Systems. Die menschlichen Blutgefäße, Arterien, Venen und das Kapillarsystem, sind zusammengenommen über 100 000 Kilometer lang und haben eine Oberfläche von über 1000 Quadratmetern. Damit ist das Kreislaufsystem bei weitem das größte Organ unseres Körpers.
   Das menschliche Herz pumpt über 100 000mal pro Tag und leistet damit den größten Arbeitsaufwand von allen Organen des Körpers. Ein gesundes Herz kommt allen Organen und damit Ihrer Gesundheit insgesamt zugute. Ein optimaler Zustand des Herz-Kreislauf-Systems verlängert Ihre Lebenserwartung – der menschliche Körper ist so alt wie seine Blutgefäße.
2. Stabilisieren Sie Ihre Blutgefäßwände. Instabilität, kleine Risse und Läsionen in den Wänden Ihrer Blutgefäße sind die Hauptursache für die Entstehung von atherosklerotischen Ablagerungen. Vitamin C ist der »Zement« für die Blutgefäßwände: Es stabilisiert sie und verhindert Läsionen. Tiere kennen keinen Herzinfarkt, weil sie in ihrer Leber genügend Vitamin C produzieren, um ihre Gefäßwände optimal zu schützen. Wir Menschen dagegen entwickeln atherosklerotische Ab-

lagerungen, Herzinfarkte und Schlaganfälle, weil wir kein eigenes Vitamin C produzieren können und unsere Ernährung fast immer zu wenig Vitamine enthält.

3. Bauen Sie bereits vorhandene atherosklerotische Ablagerungen auf natürliche Weise ab. Cholesterin und andere Fettmoleküle lagern sich mit Hilfe biologischer »Haft«-Moleküle innerhalb der Arterienwand ab. Natürliche »Teflon«-Substanzen können helfen, dieses Anhaften zu verhindern. Die natürlichen Aminosäuren Lysin und Prolin sind die erste Generation dieser Gefäßwand-Schutzsubstanzen. Zusammen mit Vitamin C tragen diese Aminosäuren auch dazu bei, bestehende Ablagerungen auf natürliche Weise rückgängig zu machen.
4. Vermeiden Sie eine Verspannung Ihrer Blutgefäßwände. Neben atherosklerotischen Ablagerungen sind »Spasmen« der Arterienwände die Hauptursache für hohen Blutdruck. Die Nahrungsergänzung mit Magnesium (der Kalzium-Antagonist aus der Natur) und Vitamin C entspannt die Blutgefäßwand und hilft erhöhten Blutdruck zu normalisieren. Die natürliche Aminosäure Arginin ist dabei von zusätzlichem Wert.
5. Optimieren Sie die Funktion Ihres Herzens. Das Herz ist der Motor des Herz-Kreislauf-Systems. Wie der Motor Ihres Autos, so benötigen auch Millionen von Herzmuskelzellen für optimale Leistung und Funktion regelmäßige Zufuhr von Zellbrennstoff. Die wichtigsten Zellbrennstoffe aus der Natur sind die Gruppe der B-Vitamine, die Aminosäure Karnitin, das Coenzym Q-10 sowie zahlreiche Mineralien und Spurenelemente. Nahrungsergänzungen mit diesen Zellbrennstoffen helfen die Pumpleistung Ihres Herzens zu optimieren. Die für einen regelmäßigen Herzschlag verantwortlichen »Elektrizitätszellen« des Herzens benö-

tigen ebenfalls optimalen Zellbrennstoff zu optimaler Funktion.

6. Was Sie Ihrem Auto zugestehen, sollte Ihnen Ihr Körper erst recht wert sein: Gönnen Sie Ihrem Herz-Kreislauf-System einen wirksamen Rostschutz! Biologisches Rosten, auch Oxidation genannt, schädigt die Wände Ihrer Blutgefäße und Ihr Herz-Kreislauf-System insgesamt. Biologisches Rosten beschleunigt darüber hinaus den Alterungsprozeß. Vitamin C, Vitamin E, Beta-Karotin und Selen sind die wichtigsten Antioxidantien aus der Natur. Eine Nahrungsergänzung mit diesen natürlichen Antioxidantien bedeutet optimalen Rostschutz für Ihr Herz-Kreislauf-System. Vor allem aber sollten Sie das Rauchen einstellen, da Zigarettenrauch Schadstoffe enthält, die das Rosten Ihrer Gefäßwände enorm beschleunigt.
7. Achten Sie auf ausreichende körperliche Bewegung. Sie ist die Grundlage eines jeden Herz-Kreislauf-Gesundheitsprogramms. Regelmäßige Bewegung ist dabei wichtiger als Spitzenleistungen. Spaziergänge, Radfahren und Schwimmen sind ideal.
8. Achten Sie auf eine gesunde Ernährung. Die Ernährungsgewohnheiten unserer Vorfahren haben unseren Stoffwechsel in einem Jahrtausende währenden Entwicklungsprozeß nachhaltig geprägt. Über Tausende von Generationen bestand diese Nahrung im wesentlichen aus Pflanzen mit reichlich Ballaststoffen und Vitaminen. Denken Sie daran, daß Sie das Wohlbefinden Ihres Herz-Kreislauf-Systems auch durch reichlichen Genuß von Früchten und Gemüse fördern.
9. Gönnen Sie sich Zeit zur Entspannung. Körperlicher und seelischer Streß sind bekannte Risikofaktoren für Ihr Herz-Kreislauf-System. Planen Sie Stunden und Tage zur Entspannung ebenso fest ein wie Ihre Ge-

schäftstermine. Bedenken Sie auch, daß die Produktion des Streßhormons Adrenalin Vitamin C verbraucht. Körperlicher und seelischer Langzeitstreß erschöpft die Vitamin-C-Reserven Ihres Körpers und erfordert eine Nahrungsergänzung durch Vitamine.

10. Beginnen Sie noch heute mit diesem Gesundheitsprogramm für Herz und Kreislauf. Atherosklerotische Ablagerungen in den Arterienwänden sind keine Frage des fortgeschrittenen Alters. Atherosklerose beginnt bereits in den ersten Lebensjahrzehnten. Verschiedene Studien haben eindeutig gezeigt, daß die ersten Ablagerungen in den Arterien bereits vor dem 20. Lebensjahr entstehen können. Beginnen Sie daher möglichst früh damit, Ihr Herz-Kreislauf-System zu schützen. Denn je früher Sie damit beginnen, desto länger und gesünder werden Sie leben.

Das Vitamin-Zell-Komplex-Programm

Die in diesem Zehn-Punkte-Programm enthaltenen allgemeinen Lebensregeln sind jedoch nur eine Seite des Gesundheitsprogramms. Denn auch mit einer – nach heutigen gängigen Maßstäben – ausgewogenen Ernährung können Sie die ausreichende Versorgung Ihres Körpers mit Nährstoffen – Vitaminen, Aminosäuren, Mineralien und Spurenelementen – nicht sicherstellen. Die Stoffe, die Ihr Körper täglich braucht, sind Bestandteil des Vitamin-Zell-Komplexes, einer Vitaminformel zur täglichen Nahrungsergänzung für jeden Menschen.
Wegen der überragenden Bedeutung dieser Nahrungsergänzungsstoffe für den Erfolg des Zehn-Punkte-Programms werde ich im weiteren Verlauf immer wieder auf das Vitamin-Zell-Komplex-Programm verweisen. Diese

nach wissenschaftlichen Erkenntnissen und aus natürlichen Substanzen zusammengestellte Nährstoffkombination enthält die wichtigsten Vitamine, Aminosäuren und Mineralien – Stoffe, die die Millionen Zellen unseres Körpers täglich benötigen, um optimal zu funktionieren und funktionsfähig zu bleiben. Daher auch der Name »Vitamin-Zell-Komplex«.
Die molekulare Struktur jedes einzelnen der im Vitamin-Zell-Komplex enthaltenen Naturstoffe ist genau bekannt, ebenso weiß man um ihre Wirkungsweise auf den menschlichen Organismus. Dies hat den Vorteil, daß die in diesem Buch dokumentierten Gesundheitserfolge reproduzierbar sind und von jetzt an weltweit von Millionen Menschen genützt werden können. Im Unterschied zu anderen Naturprodukten, zum Beispiel Pflanzenextrakten, deren Wirkung oft auf einer Vielzahl in ihrer Wirkungsweise noch unbekannter Stoffe beruht, ist dies ein entscheidender Vorteil. Die Gesundheitserfolge, die natürliche Grundlage und der Preisvorteil haben den Vitamin-Zell-Komplex zum erfolgreichsten Herz-Kreislauf-Gesundheitsprogramm Amerikas gemacht. Jetzt erobert dieses Naturprogramm im buchstäblichen Sinne auch die Herzen der Menschen in Deutschland und Europa.
Die Vitamin-Zell-Komplex-Formel enthält die nachfolgend aufgeführten essentiellen Nahrungsergänzungsstoffe. Die erstgenannten Angaben sind diejenigen Mindestmengen, die nach unseren Erfahrungen für einen gesunden Erwachsenen täglich erforderlich sind. Frauen und Männer mit erhöhtem Bedarf, zum Beispiel Patienten mit bereits manifesten Schädigungen des Herz-Kreislauf-Systems, können die Mengen entsprechend erhöhen.
Die Vitamin-Zell-Komplex-Formel ist ab jetzt auch in Deutschland erhältlich. Für weitere Informationen nützen Sie bitte die Informationsanforderungskarte auf Seite 199.

Vitamine				
Vitamin C	900	–	3000	mg
Vitamin E	200	–	600	I.U.
Beta-Karotin	2500	–	8000	I.U.
Vitamin B_1	10	–	40	mg
Vitamin B_2	10	–	40	mg
Vitamin B_3	65	–	200	mg
Vitamin B_5	60	–	200	mg
Vitamin B_6	15	–	50	mg
Vitamin B_{12}	30	–	100	µg
Vitamin D	200	–	600	I.U.
Folsäure	130	–	400	µg
Biotin	0,1	–	0,3	mg
Mineralien				
Kalzium	50	–	150	mg
Magnesium	60	–	200	mg
Kalium	30	–	90	mg
Phosphat	20	–	60	mg
Spurenelemente				
Zink	10	–	30	mg
Mangan	2	–	6	mg
Kupfer	500	–	2000	µg
Selen	30	–	100	µg
Chrom	15	–	50	µg
Molybdän	6	–	20	µg
Aminosäuren und andere wichtige Zellfaktoren				
Lysin	160	–	500	mg
Prolin	160	–	500	mg
Karnitin	50	–	150	mg
Arginin	55	–	165	mg
Cystein	50	–	150	mg
Inositol	50	–	150	mg
Coenzym Q-10	10	–	30	mg
Pycnogenol	10	–	30	mg

Zellular-Medizin – ein neues Verständnis über Ursachen und Verhinderung von Herz-Kreislauf-Erkrankungen

Die Zellular-Medizin eröffnet ein neues Zeitalter in der Medizin und in der Gesundheitsversorgung schlechthin. Grundlage dieses neuen Medizinverständnisses bildet die Erkenntnis, daß Gesundheit und Krankheit unseres Körpers durch den Funktionszustand von Millionen seiner Zellen bestimmt werden. Die optimale Funktion dieser Bausteine des Lebens bedeutet Gesundheit. Im Gegensatz dazu führen zelluläre Mangelzustände zu Fehlfunktionen von Millionen Zellen und zu Krankheiten.

Dank der Zellular-Medizin haben wir inzwischen ein neues Verständnis über Ursachen der Herz-Kreislauf-Erkrankung gewonnen, ebenso über deren Prävention und den Nutzen der Prävention als Behandlungsergänzung. Wir wissen, daß die Fehlfunktion von Millionen Zellen innerhalb des Herz-Kreislauf-Systems die Hauptursache von Herz-Kreislauf-Erkrankungen ist. Die häufigste Ursache für zelluläre Unterfunktion wiederum ist ein chronischer Mangel an Vitaminen, bestimmten Aminosäuren, Mineralien und Spurenelementen, die für eine Vielzahl zellulärer Funktionen unerläßlich sind.

Die Zellular-Medizin erklärt auch, warum Herz-Kreislauf-Erkrankungen noch immer die Todesursache Nummer eins sind. Das Herz und der Blutkreislauf sind auf Grund der unablässigen Pumpleistung die aktivsten Organe unseres Körpers. Wegen dieser hohen mechanischen Beanspruchung haben die Zellen des Herz-Kreislauf-Systems auch einen besonders hohen Verbrauch an Vitaminen, Mineralien, Spurenelementen und anderen Nährstoffen. So wie der mechanisch aktivste Teil Ihres Wagens, der Motor, besondere Pflege und regelmäßiges Nachfüllen von Öl erfordert, so benötigt der Motor Ihres Körpers, Ihr Herz, eine besondere Pflege und regelmäßige Zufuhr des Vitamin-Zell-Komplexes. Denn als Hauptursache der Herz-Kreislauf-Epidemie steht jetzt fest: Die Motoren im Körper von Millionen Herz-Kreislauf-Patienten sind buchstäblich »trocken«-gelaufen.

Die Grundsätze der Zellular-Medizin

- Gesundheit und Krankheit unseres Körpers werden auf der Ebene von Millionen Zellen entschieden, aus denen sich unser Körper und seine Organe aufbauen.
- Vitamine und andere Bestandteile des Vitamin-Zell-Komplexes werden für eine Vielzahl von biochemischen Reaktionen in jeder Zelle benötigt. Ein chronischer Mangel an Vitamin-Zell-Komplex ist die häufigste Ursache zellulärer Unterfunktion und die Hauptursache von Herz-Kreislauf-Erkrankungen sowie von anderen Krankheiten.
- Herz-Kreislauf-Erkrankungen sind besonders häufig, weil die Zellen des Herz-Kreislauf-Systems einen besonders hohen Verbrauch an den Bestandteilen des Vitamin-Zell-Komplexes haben. Der erhöhte Verbrauch erklärt sich aus der besonders hohen mechanischen Beanspruchung des Herzens durch dessen Pumpfunktion sowie der Arterienwände durch die Pulswelle.
- Optimale tägliche Nahrungsergänzung durch den Vitamin-Zell-Komplex ist der Schlüssel zur erfolgreichen Prävention und Behandlung von Herz-Kreislauf-Erkrankungen und anderen chronischen Krankheiten.

Biologische Energie für jede Zelle

Die Zellen unseres Körpers erfüllen eine Vielzahl von Funktionen. Herzmuskelzellen zum Beispiel haben die Aufgabe, sich zusammenzuziehen, um Blut zu pumpen. Einige Herzmuskelzellen sind darauf spezialisiert, die biologische Energie für den Herzschlag zu erzeugen und zu leiten. Die Zellen der Blutgefäßwände sind unter anderem für Stabilität und für optimalen Blutfluß verantwortlich. So ist die spezielle Aufgabe jeder Zelle genau festgelegt in dem genetischen »Software«-Programm, das sich im Kern jeder Zelle befindet.

So unterschiedlich diese Aufgaben auch sein mögen, jede Zelle benützt dieselben Bioenergieträger und Biokatalysatoren. Die wichtigsten dieser unverzichtbaren Zell-Faktoren sind die Vitamine und die anderen Bestandteile, die im Vitamin-Zell-Komplex zusammengefaßt sind.

In jedem Lehrbuch der Biochemie ist nachzulesen, daß die wichtigsten zellulären Bioenergiemoleküle entweder selbst aus Vitaminen aufgebaut sind oder durch diese aktiviert werden. Vitamine und andere Bestandteile des Vitamin-Zell-Komplexes optimieren also Tausende biochemischer Reaktionen im Stoffwechsel jeder Zelle.

Obwohl die lebenswichtigen Funktionen des Vitamin-Zell-Komplexes in der Wissenschaft längst bekannt sind, wurde dieser Bereich von der konventionellen Medizin bisher vernachlässigt oder völlig ignoriert. Die moderne Zellular-Medizin hat dies grundlegend geändert. Immer mehr Mediziner berücksichtigen in ihren Therapieempfehlungen die Erkenntnisse dieses Fachgebiets. Wenn das Bewußtsein der Öffentlichkeit dem Fortschritt der Forschung folgt, wird die tägliche Nahrungsergänzung mit dem Vitamin-Zell-Komplex schon in wenigen Jahren so selbstverständlich sein wie Essen und Trinken.

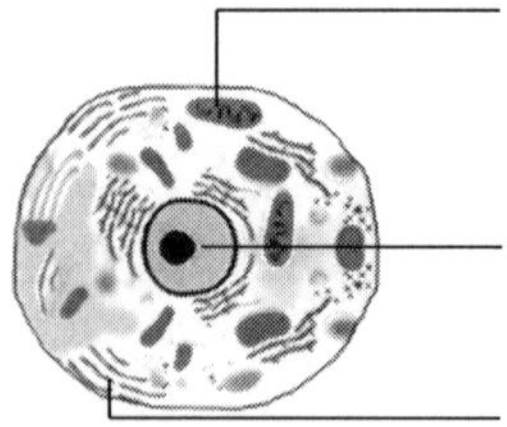

Das Stoffwechsel-Programm jeder Zelle ist durch die genetische Information im Zellkern exakt festgelegt. Die einzelnen Bestandteile des Vitamin-Zell-Komplexes werden als Biokatalysatoren und Bioenergieträger in jeder Zelle benötigt. Sie sind für die optimale Funktion einer jeden Zelle unerläßlich.

Die Zellular-Medizin – der Schlüssel zur Lösung von Herz-Kreislauf-Problemen

Zwischen dem Fortschritt der Zellular-Medizin und dem drastischen Rückgang von Herz-Kreislauf-Erkrankungen, wie er in den USA bereits erreicht wurde und in Europa zweifellos in den nächsten Jahren erreicht werden wird, besteht ein enger Zusammenhang. Die gegenüberliegende Seite zeigt zunächst die wichtigsten Zellarten, aus denen das Herz-Kreislauf-System aufgebaut ist:

- **Die Zellen der Blutgefäßwände:** Die Endothelzellen bilden die Barriere zwischen dem Blutstrom und der Blutgefäßwand; darüber hinaus sind diese Zellen verantwortlich für optimale Viskosität des Blutes und optimalen Blutfluß. Die glatten Muskelzellen der Ge-

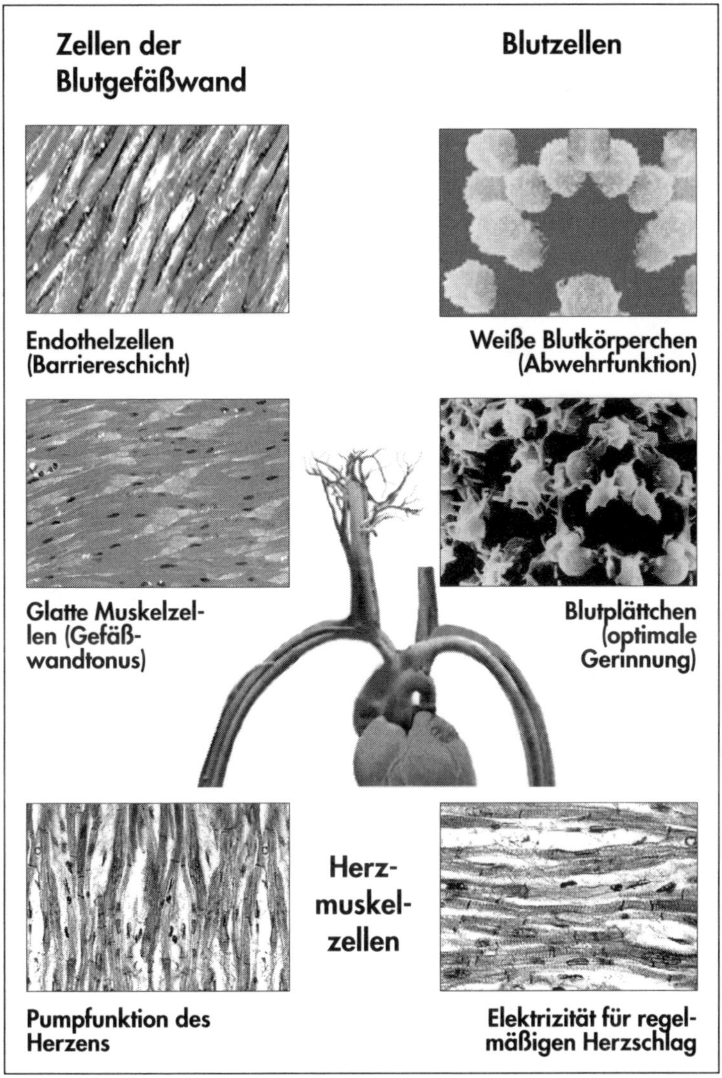

Das Herz-Kreislauf-System ist aus Millionen Zellen aufgebaut.

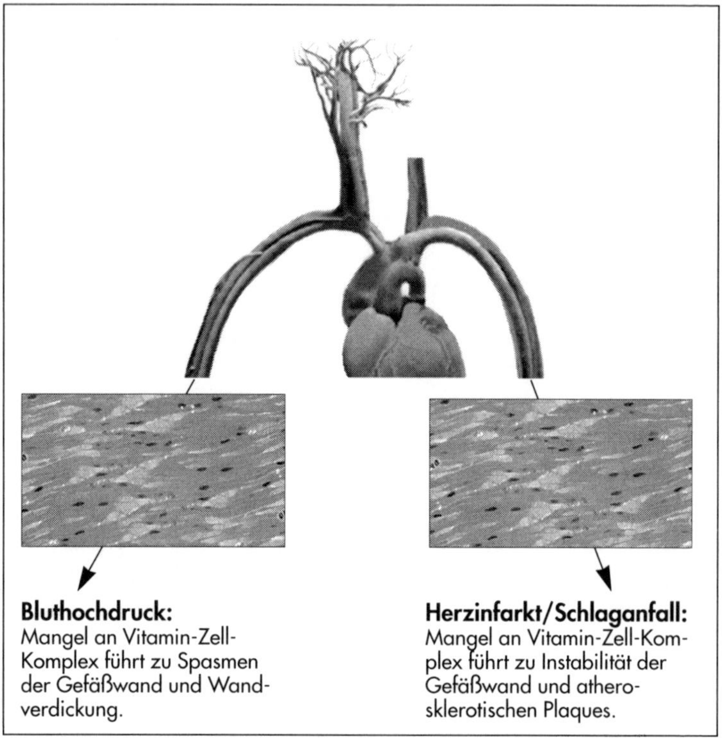

Ein chronischer Mangel an Vitamin-Zell-Komplex in Millionen von Gefäßwandzellen schwächt die Blutgefäßwände und beeinträchtigt deren Funktion. Die häufigsten Folgen sind zum einen Bluthochdruck, zum anderen Atherosklerose, Herzinfarkt und Schlaganfall.

fäßwand sind für optimale Stabilität und Elastizität verantwortlich.

- **Die Zellen des Herzmuskels:** Die Hauptaufgabe der Herzmuskelzellen besteht darin, die Pumpfunktion des Herzmuskels zu gewährleisten. Einen Teil der Herzmuskelzellen bildet ein hochspezialisierter Zelltyp, der in der Lage ist, die elektrischen Impulse für den

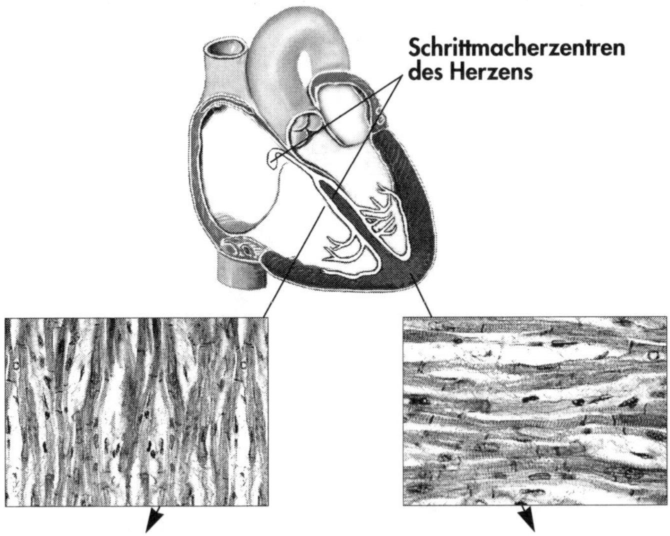

Ein chronischer Mangel an Vitamin-Zell-Komplex in Millionen von Herzmuskelzellen vermindert deren Funktion. Dies kann zum einen die Pumpleistung des Herzens schwächen, was zur Herzinsuffizienz führt, und zum anderen die Herzrhythmusstörungen begünstigen.

Herzschlag zu erzeugen und diese Impulse zum Herzmuskelgewebe zu leiten.

- **Die Blutzellen (Blutkörperchen):** Auch die Millionen von Blutkörperchen, die in unserem Blut zirkulieren, sind Zellen. Sie sind verantwortlich für den Transport von Sauerstoff, für Abwehr und Abfallbeseitigung, für Wundheilung und für viele andere Funktionen.

3 Atherosklerose, Herzinfarkt und Schlaganfall

Das Vitamin-Zell-Komplex-Programm zur Vorbeugung und unterstützenden Therapie

Bis heute stirbt jeder zweite Europäer an den Folgen von atherosklerotischen Ablagerungen in den Koronararterien des Herzens (Herzinfarkt) oder in den Halsschlagadern und Gehirnarterien (Schlaganfall). Die epidemieartige Verbreitung dieser Erkrankungsformen ist im wesentlichen darauf zurückzuführen, daß sich Ernährungs- und Lebensgewohnheiten in einer hochtechnisierten Welt geändert haben und weiter ändern, während die Hauptursachen der Atherosklerose bis vor kurzem nur unzureichend oder überhaupt nicht erkannt waren. Die herkömmliche Schulmedizin beschränkt sich weitgehend darauf, die durch atherosklerotische Ablagerungen entstandenen Symptome zu behandeln. Kalzium-Antagonisten, Betablocker, Nitrat-Präparate und andere Medikamente werden verschrieben, um Angina-pectoris-Beschwerden zu lindern; chirurgische Maßnahmen wie Koronarbypass-Operationen und Koronarangioplastie werden vorgenommen, um den Blutfluß durch verengte Arterien mechanisch zu verbessern. Herkömmliche Behandlungsverfahren korrigieren aber in der Regel nicht die Grunderkrankung: die Instabilität der Arterienwand und die Atherosklerose.
Die Zellular-Medizin bringt nun den Durchbruch hin zu einem modernen Verständnis über die Ursachen der Koro-

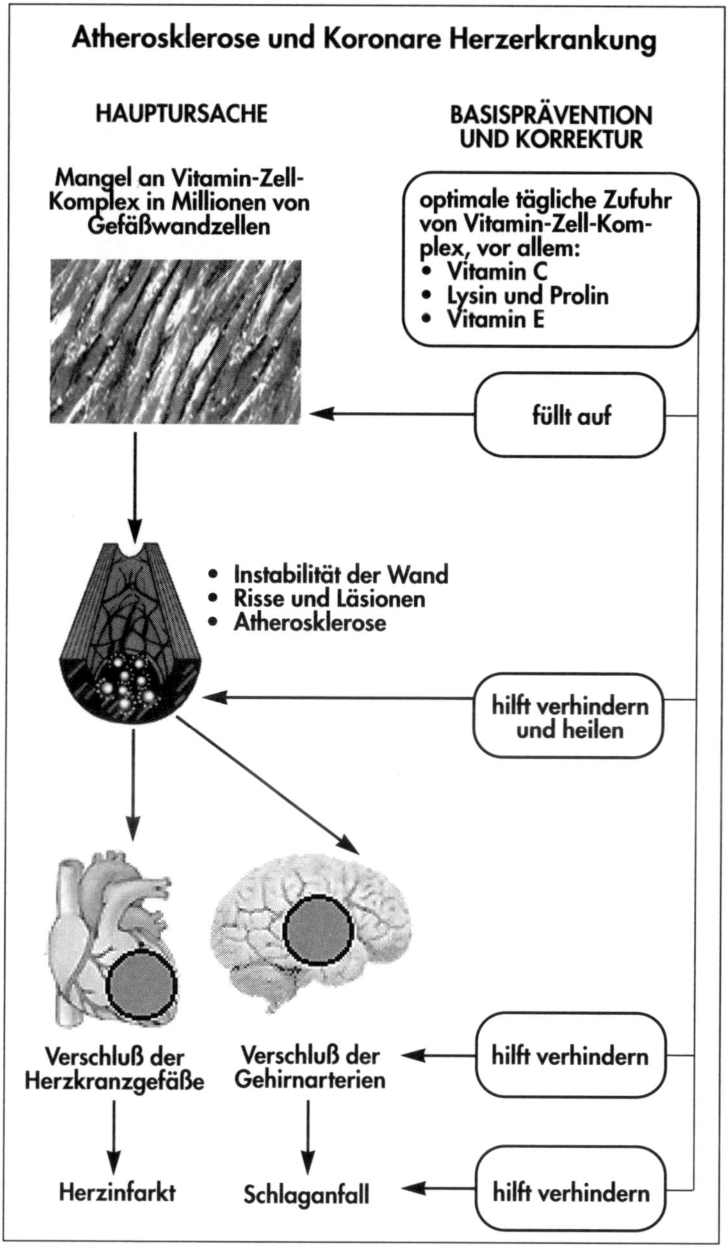
Atherosklerose und Koronare Herzerkrankung
HAUPTURSACHE
BASISPRÄVENTION UND KORREKTUR
Mangel an Vitamin-Zell-Komplex in Millionen von Gefäßwandzellen
optimale tägliche Zufuhr von Vitamin-Zell-Komplex, vor allem:
• Vitamin C
• Lysin und Prolin
• Vitamin E
füllt auf
• Instabilität der Wand
• Risse und Läsionen
• Atherosklerose
hilft verhindern und heilen
Verschluß der Herzkranzgefäße
Verschluß der Gehirnarterien
hilft verhindern
Herzinfarkt
Schlaganfall
hilft verhindern

naren Herzerkrankung. Hauptursache der Koronaren Herzerkrankung und anderer Formen von atherosklerotischen Herz-Kreislauf-Erkrankungen ist, wie bereits festgestellt, ein chronischer Mangel an Vitamin-Zell-Komplex in Millionen Zellen der Arterienwand. Dieser Mangel führt zur Instabilität der Arterienwände, zu zahlreichen kleinen Rissen, zu atherosklerotischen Ablagerungen und schließlich in der Folge zu Herzinfarkt und Schlaganfall. Die Hauptursache der atherosklerotischen Ablagerungen, die diese schweren und schwersten Krankheitsbilder auslösen, ist ein Mangel an Vitamin-Zell-Komplex. Die wichtigste Maßnahme zur Verhinderung von Atherosklerose ist somit die optimale Zufuhr dieser lebensnotwendigen Nährstoffe.
Wissenschaftliche Untersuchungen und klinische Studien haben bereits den Nutzen von Vitamin C, Vitamin E, Beta-Karotin sowie anderer Bestandteile des Vitamin-Zell-Komplexes für die Vorbeugung und unterstützende Therapie bei Herz-Kreislauf-Erkrankungen erwiesen.
Mehrfach wurde dabei festgestellt, daß regelmäßige ausreichende Gaben von Vitamin-Zell-Komplex nicht nur helfen, Herz-Kreislauf-Erkrankungen zu verhindern, sondern sogar bereits entstandene Schäden an den Arterienwänden auf natürliche Weise reparieren können.
Meine Empfehlungen für Patienten, bei denen bereits eine Herz-Kreislauf-Erkrankung diagnostiziert wurde: Beginnen Sie sobald wie möglich mit diesem Programm und sprechen Sie mit Ihrem Arzt oder Ihrer Ärztin darüber. Nehmen Sie den Vitamin-Zell-Komplex zusätzlich zu den Ihnen verordneten Medikamenten. Unter keinen Umständen sollten Sie selbst eine medikamentöse Therapie abändern oder Arzneien weglassen, die Ihnen Ihr Arzt oder Ihre Ärztin empfohlen hat.
Vorbeugung ist, wie gesagt, besser als Behandlung. Der Erfolg des Vitamin-Zell-Komplex-Programms bei Patienten

mit bestehender Atherosklerose und Herz-Kreislauf-Erkrankung basiert darauf, daß den Körperzellen Brennstoffe für eine optimale Zellfunktion zugeführt werden, so daß Mangelerscheinungen und damit Funktionsstörungen erst gar nicht auftreten. Ein Herz-Kreislauf-Programm, das in der Lage ist, auf natürliche Weise einen Mangelzustand zu korrigieren, dessen Folge die Herz-Kreislauf-Erkrankung ist, ist natürlich auch für Sie die beste Wahl, um solchen Erkrankungen erfolgreich vorzubeugen.

Der Vitamin-Zell-Komplex – in der Praxis bewährt

Nun ist es keineswegs so, daß Ihnen hier ein Gesundheitsprogramm empfohlen werden soll, dessen Wirksamkeit zwar theoretisch logisch erscheint, in der Praxis aber nicht nachgewiesen ist. Im Gegenteil, es hat sich das Vitamin-Zell-Komplex-Programm in den USA zigtausendfach bewährt. Natürlich sind die zahllosen Fälle, in denen dieses Präparat Erkrankungen mit Erfolg vorgebeugt hat, im einzelnen nicht faßbar. Im folgenden möchte ich jedoch einige besonders bemerkenswerte Fälle vorstellen, in denen bereits manifeste Schädigungen oder Erkrankungen des Herz-Kreislauf-Systems durch langfristige Gaben von Vitamin-Zell-Komplex gebessert oder geheilt wurden.
So schrieb mir ein 51jähriger Geschäftsmann, der sich vorsorglich einer Ultrafast-Computer-Tomographie-Untersuchung unterzogen hatte – dieses neuartige Diagnoseverfahren erlaubt es, Ablagerungen in den Herzkranzgefäßen zu erkennen, noch bevor Beschwerden auftreten. Dabei hatte man eine beginnende Atherosklerose in den Koronararterien festgestellt. Der Patient begann mit der regelmäßigen Einnahme von Vitamin-Zell-Komplex, um den

Fortgang der Schädigung wenigstens aufzuhalten. Nur acht Monate später unterzog er sich ein zweites Mal dieser schnellen und völlig schmerzlosen Untersuchung. Die Scans ergaben, daß sich die Ablagerungen nicht nur nicht weiter ausgebreitet hatten, sondern restlos verschwunden waren. Da dieses sensationelle Ergebnis Verwunderung erregte, wurde die Untersuchung am nächsten Tag wiederholt – mit dem gleichen Ergebnis. Die Originalscans vom Herzen dieses Patienten sind unten abgebildet.

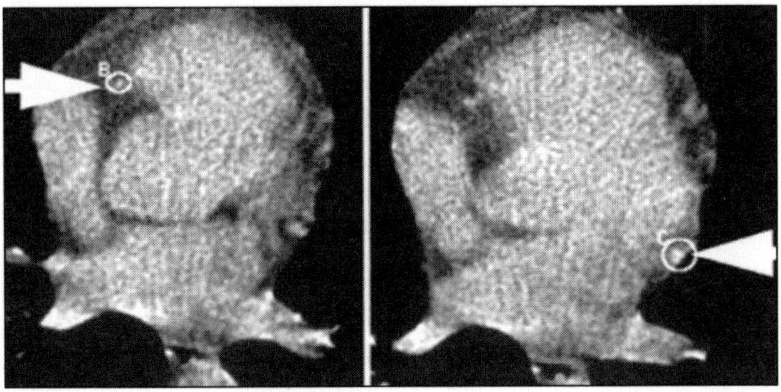

Diese Bilder zeigen Querschnitte durch das Herz des Patienten, aufgenommen mit der Ultrafast-Computer-Tomographie. Sie sind vor Beginn des Vitamin-Zell-Komplex-Programms aufgenommen. Die weiß umrandeten Flecke sind die vom Computer vermessenen Kalziumablagerungen in der rechten und linken Koronararterie des Patienten. Diese Kalziumablagerungen zeigen eine beginnende Koronaratherosklerose.

Natürlich läßt die Anwendung des Vitamin-Zell-Komplex-Programms nicht in jedem Fall so spektakuläre Ergebnisse erwarten. Diese können von Fall zu Fall etwas variieren. Klinische Studien sind derzeit im Gange, und erste Ergebnisse sind im Schlußteil des Buches dokumentiert.

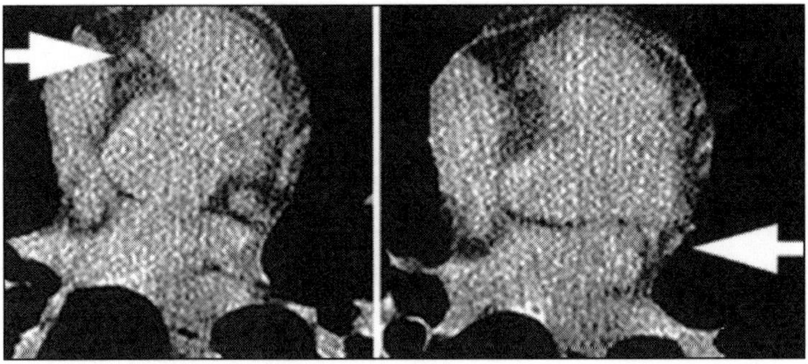

Diese Bilder zeigen das Herz des selben Patienten bei der Kontrollscan-Untersuchung nach acht Monaten Vitamin-Zell-Komplex-Programm. Die zuvor bestehenden Ablagerungen in den Koronararterien sind jetzt auf natürliche Weise verschwunden.

Auch bei Patienten mit eindeutigen Symptomen von Koronarer Herzerkrankung wird das Vitamin-Zell-Komplex-Programm mit großem Erfolg angewandt.
Ein Patient hatte wegen eines ständigen Engegefühls in der Brust einen Arzt aufgesucht. Der hatte ihn einem Belastungs-EKG unterzogen und schließlich eine 75prozentige Verengung der linken Herzkranzarterie festgestellt. Man empfahl dem Patienten eine Bypass-Operation. Wegen einer Schilddrüsenerkrankung des Patienten mußte die Operation jedoch verschoben werden. Durch Zufall stieß dieser daraufhin auf das Vitamin-Zell-Komplex-Programm. Während er auf Besserung wartete, nahm er täglich das Dreifache der empfohlenen Dosis. Schließlich setzte man den Operationstermin an und unterzog den Patienten zur Vorbereitung einem weiteren Belastungs-EKG. Zum Erstaunen der behandelnden Ärzte bestand der Patient den Test ohne Beschwerden.
Die bereits angesetzte Operation konnte auf unbestimmte

Zeit verschoben werden, und wahrscheinlich wird sie nie erforderlich. Das Dankschreiben dieses Patienten liegt in meinen Akten.
Dieser Mann ist kein Einzelfall. Ein Patient, der acht Jahre lang unter Angina-pectoris-Beschwerden gelitten hatte, geht heut dank Vitamin-Zell-Komplex wieder täglich fünf Kilometer spazieren – beschwerdefrei.
Ein Herzinfarktpatient, der jahrelang ebenfalls unter Angina-pectoris-Beschwerden gelitten hatte, weil eine Koronararterie im Bereich der Herzspitze verschlossen, die anderen bereits dramatisch verengt waren, berichtet:
»Seit letzten Oktober folge ich nun Ihrem Vitamin-Zell-Komplex-Programm. Im April dieses Jahres wurde eine erneute Kontrolluntersuchung meiner Koronararterien durchgeführt. Der untersuchende Arzt war ein erfahrener Kardiologe, der schon Tausende Koronaruntersuchungen durchgeführt hatte. Er war erstaunt über das, was er jetzt feststellte: Die zuvor verschlossene Koronararterie war jetzt zu 25–30 Prozent wieder offen. Darüber hinaus waren auch die Einengungen in den anderen Koronararterien nicht weiter fortgeschritten. Der Kommentar meines Kardiologen: ›Ihre Koronararterien sehen gut aus. Ich weiß nicht, was Sie getan haben, aber machen Sie es auf alle Fälle weiter‹. Er sagte mir auch, dies sei erst das zweite Mal in seiner Karriere, daß eine zuvor verschlossene Arterie von alleine wieder durchblutet wurde, ohne daß sie operativ wieder geöffnet wurde.
Mein Gesundheitszustand hat sich insgesamt deutlich verbessert – weniger Angina pectoris und weniger Atemnot, gleichzeitig mehr Energie und Ausdauer. Ihr Herz-Kreislauf-Vitaminprogramm hat meine Lebensqualität deutlich verbessert ...«
Noch bedenklicher war der Zustand eines 47jährigen, der seit neun Jahren unter Koronarsklerose leidet und dessen

Koronararterien um 80–90 Prozent eingeengt waren. Er schrieb mir:
»Seit zehn Monaten nehme ich zusätzlich Ihren Vitamin-Zell-Komplex, und ich habe jetzt weniger Angina pectoris. Ferner stiegen meine HDL-Werte im Blut und meine LDL-Werte nahmen ab. Insgesamt fühle ich mich jetzt sehr viel besser als vor 10 Monaten, und ich habe mehr Energie.«
Obwohl der Abbau atherosklerotischer Anlagerungen ein Langzeitprozeß ist, kommt es nach Beginn des Vitamin-Zell-Komplex-Programms relativ rasch zu einer Abnahme der Angina-pectoris-Beschwerden. Diese Zusammenhänge werden im Abschnitt über Angina pectoris näher erläutert. So schrieb mir ein Patient:
»Seit ich Ihrem Vitamin-Zell-Komplex-Programm folge, geht es mir sehr gut. Ich habe mehr Energie und kann meine Arbeit besser leisten – kein Brustschmerz mehr, und auch kein Husten oder Schmerzen in den Beinen.«
Ein anderer, bei dem eine ebenso rasche Besserung eintrat, schrieb seinem Hausarzt:
»Seit ich Dr. Raths Vitamin-Zell-Komplex-Programm folge, habe ich keine Angina pectoris mehr. Vergangenen Mai kletterte ich auf den steilen Pfaden entlang der Pazifikküste ohne die geringsten Beschwerden. Und kürzlich ging ich die gesamte Länge eines 18-Loch-Golfplatzes zu Fuß, was seit meinem Herzinfarkt nicht mehr möglich gewesen war.«
Doch man muß kein Infarkt- oder Angina-pectoris-Patient sein, um durch den Vitamin-Zell-Komplex konkrete Besserung zu erfahren. Die Durchblutungsstörungen können etwa auch in den Augenarterien zum Problem werden. Über einen solchen Patienten wurde mir berichtet:
»Ein Freund von mir hat vor ein paar Wochen mit Ihrem Vitamin-Zell-Komplex-Programm begonnen. Was ich nicht wußte war, daß er bereits zu einer Augenoperation

wegen Durchblutungsstörungen seiner Augenarterien angemeldet war. Letzte Woche kam er nun ins Krankenhaus. Der Arzt untersuchte erneut seine Augen und konnte nicht glauben, was er jetzt sah. Die Durchblutungsstörungen waren verschwunden, und die Augenoperation konnte abgesagt werden. Dies war nach nur wenigen Wochen mit Ihrem Vitamin-Zell-Komplex-Programm, und sonst hatte sich in seinem Leben nichts geändert.«
Diese Erfolgsmeldungen sprechen für sich. Die Originale befinden sich bei meinen Akten und können jederzeit vorgewiesen werden.

Wie wirkt der Vitamin-Zell-Komplex bei Herz-Kreislauf-Erkrankungen?

Um diese Frage beantworten zu können – was auf den vorangegangenen Seiten ansatzweise bereits geschehen ist –, müssen wir uns nun etwas intensiver mit der Anatomie des menschlichen Kreislaufsystems befassen. Zum besseren Verständnis werde ich versuchen, die Zusammenhänge weitgehend anhand von Bildern deutlich zu machen.

Was ist Atherosklerose?

Die Bilder auf der folgenden Seite veranschaulichen die Koronaratherosklerose. Sie betrachten das Innere einer Koronararterie durch ein Mikroskop. Der dunkelste Ring ist die eigentliche Arterienwand, wie sie auch bei einem Neugeborenen zu sehen ist. Die hellgraue Fläche innerhalb dieses Ringes aber zeigt atherosklerotische Ablagerungen, die im Laufe des Lebens dieses Patienten entstanden sind.
Im Bild A haben die atherosklerotischen Ablagerungen zur Einengung des Blutflusses und dadurch zu einer Minder-

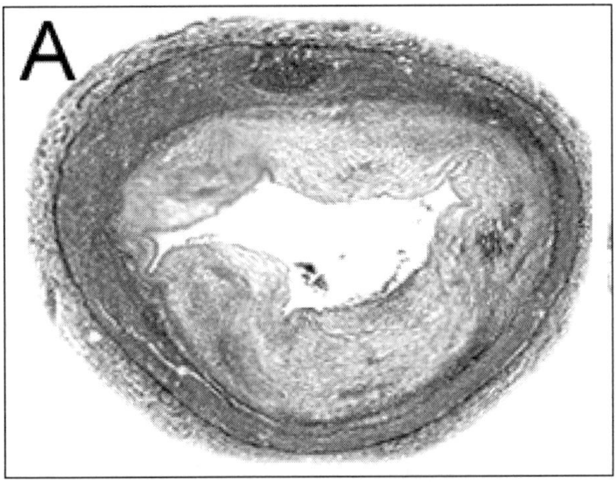

Mikroskopischer Querschnitt durch eine Koronararterie eines Angina-pectoris-Patienten. Der dunkelste Ring ist die Arterienwand. Die hellgraue Fläche zeigt atherosklerotische Ablagerungen.

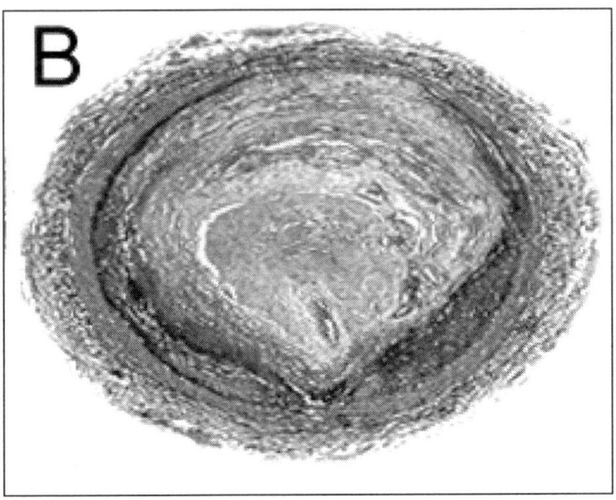

Koronararterie eines Infarktopfers. Auf Grundlage der Atherosklerose hat sich ein Blutpfropf gebildet, der die Arterie verschließt.

versorgung des Herzmuskelgewebes mit Sauerstoff und Nährstoffen geführt. Dieses Bild zeigt den Zustand von Koronararterien, wie sie bei Millionen Koronarpatienten mit Angina-pectoris-Beschwerden vorgefunden werden.
Bild B zeigt die Koronararterie eines Patienten, der nach einem Herzinfarkt verstarb. Zusätzlich zu den ausgeprägten atherosklerotischen Ablagerungen hatte sich ein Blutpfropf gebildet, der den Blutfluß durch diese Koronararterie vollständig unterbrach. Ein Herzinfarkt führt zum Tod von Millionen Herzmuskelzellen, zum Ausfall eines Herzmuskelbereichs für die Pumpleistung und zu weiteren Komplikationen, die in ihrem Zusammenwirken zum Tod des Patienten führten.
Wichtig ist zu wissen, daß die atherosklerotischen Ablagerungen im Bild A über viele Jahre und Jahrzehnte entstanden sind. Dagegen bildet sich ein zusätzlicher Blutpfropf, wie er im Bild B die Arterie endgültig verschließt, innerhalb von Minuten oder gar nur Sekunden. Eine wirksame Herz-Kreislauf-Prävention beginnt daher so früh wie möglich – bei der Verhinderung der Atherosklerose selbst.
Atherosklerose ist keine Krankheit des fortgeschrittenen Alters. Untersuchungen bei jungen Soldaten, die im Vietnam- und Koreakrieg fielen, haben gezeigt, daß atherosklerotische Ablagerungen in zwei von drei Fällen bereits im frühen Erwachsenenalter entstehen. Das nachfolgende Bild zeigt die Koronararterie eines 25jährigen Autounfallopfers. Dieser »Zufallsbefund« zeigt, wie weit fortgeschritten Atherosklerose bereits im frühen Erwachsenenalter sein kann. Doch gerade die jungen Erwachsenen wissen selten um den frühzeitigen Beginn eines so schwerwiegenden Gesundheitsproblems wie der Atherosklerose.
Die Grundursache der atherosklerotischen Plaques ist chronischer Vitaminmangel, der zur Schwächung und Instabilität der Arterienwand führt. Auf diese Schwächung

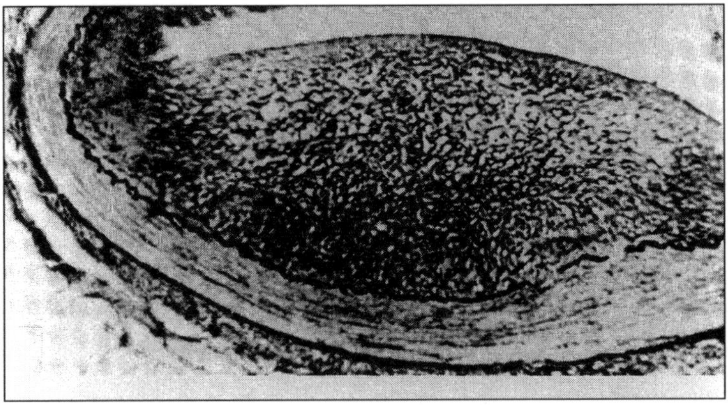

Koronararterie eines 25jährigen Unfallopfers. Schon in diesem Alter sind deutliche Ablagerungen in der Arterie zu erkennen.

reagiert der Körper: Er lagert körpereigene »Reparatur-Bausteine« innerhalb der Arterienwand ab, um diese wieder zu stärken. Die atherosklerotische Ablagerung ist also nicht Ursache, sondern die Folge dieser jahrelangen Wandschwäche: ein Arterienwand-»Stützverband« der Natur zur Stabilisierung der geschwächten Arterienwand.

Warum Tiere keinen Herzinfarkt kennen

Nach der Statistik der Weltgesundheitsorganisation WHO sterben jedes Jahr über 12 Millionen Menschen an den Folgen von Herzinfarkt und Schlaganfall. Doch während die Herz-Kreislauf-Erkrankungen sich unter uns Menschen zur einer der größten Epidemien aller Zeiten ausbreiten konnte, sind Herzinfarkte in der Tierwelt fast gänzlich unbekannt.
Der folgende Textausschnitt aus dem berühmten Lehrbuch der Tiermedizin der Professoren H. A. Smith und T. C. Jo-

nes dokumentiert diesen bemerkenswerten Sachverhalt aus Sicht der Experten.
»Tatsache bleibt jedoch, daß keine der heimischen Tierarten mit seltensten Ausnahmen klinisch bedeutsame Formen der Atherosklerose entwickeln. Es scheint, daß die meisten der entsprechenden Krankheitsmechanismen bei Tieren vorkommen, und daß Atherosklerose bei Tieren nicht möglich ist. Sie kommt einfach nicht vor.
Wenn die Ursache dafür gefunden werden könnte, würde dies ein sehr nützliches Licht auf diese Erkrankung beim Menschen werfen.«
Diese wichtige Beobachtung wurde erstmals 1958 veröffentlicht. Doch erst jetzt, Jahrzehnte später, konnte das Rätsel gelöst werden. Es ist eine der größten Entdeckungen in der Geschichte der Medizin.
Der Hauptgrund, warum Tiere keinen Herzinfarkt bekommen, ist folgender: Mit wenigen Ausnahmen produzieren Tiere körpereigenes Vitamin C in vergleichsweise beträchtlichen Mengen. Die täglich produzierte Dosis reicht von 1 000 Milligramm bis zu 20 000 Milligramm, umgerechnet auf das Körpergewicht eines Menschen. Vitamin C aber ist der »Zement« der Arterien, und optimale Mengen an Vitamin C stabilisieren die Arterienwand.
Im Gegensatz dazu können wir Menschen kein einziges Molekül Vitamin C selbst produzieren. Unsere Vorfahren haben diese Fähigkeit vor vielen Generationen eingebüßt, als ein Enzym funktionsuntüchtig wurde, das benötigt wird, um Zuckermoleküle (Glucose) in Vitamin C umzuwandeln. Diese Veränderung der Erbanlagen wirkte sich zunächst nicht nachteilig aus, weil die Ernährung unserer Vorfahren bis vor wenigen Generationen genügend Früchte, Gemüse und Getreide enthielt, um ein tägliches Minimum an Vitaminen abzudecken. Dies änderte sich jedoch insbesondere in diesem Jahrhundert. Heute erhalten die

meisten Menschen in Deutschland und allen anderen Industrieländern nur noch unzureichende Vitaminmengen in der täglichen Nahrung, und dies mit weiter rückläufiger Tendenz. Denn zunehmend werden Fertigprodukte verarbeitet, und durch Konservierung und Kochen werden viele Vitamine, die ursprünglich noch in der Nahrung vorhanden waren, zerstört. Die alarmierenden Folgen sind in der nachstehenden Abbildung zusammengefaßt.
Der Körpervorrat an Vitamin C im menschlichen Körper ist in der Regel zehn bis hundertmal geringer als der im Organismus der meisten Tiere. Dieser Unterschied ist der bedeutendste Unterschied zwischen unserem Stoffwechsel und dem anderer Lebewesen.

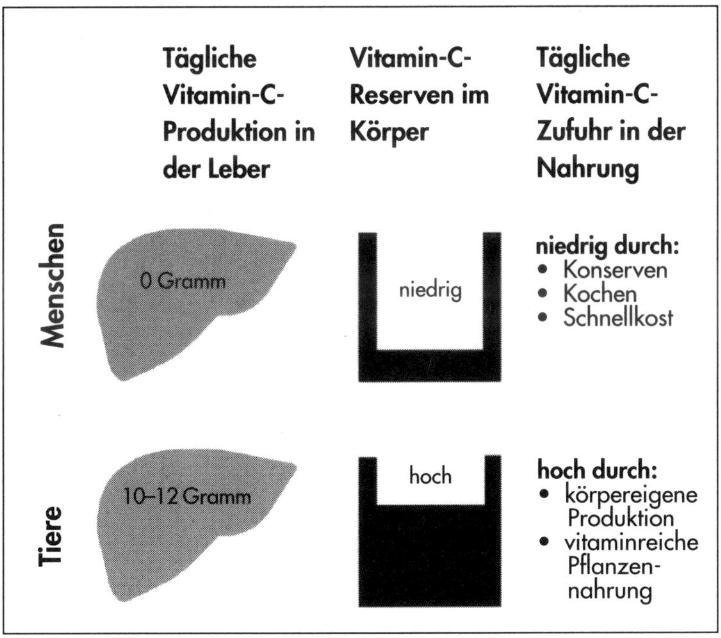

Die Körperreserven an Vitamin C betragen beim Menschen oft nur Hundertstel der Vitamin-C-Reserven, die anderen Lebewesen zur Verfügung stehen.

So verhindert Vitamin C Atherosklerose

Die mit Abstand bedeutendste Funktion von Vitamin C bei der Prävention gegen Atherosklerose und Herz-Kreislauf-Erkrankungen ist seine Funktion als »Zement« des Körpers und der Blutgefäße. Vitamin C steigert nämlich deutlich die Produktion von Kollagen, Elastin und anderen Stabilitätsmolekülen im Körper. Kollagen hat für unseren Körper eine ähnliche Stabilitätsfunktion wie Stahlarmierungen für eine Autobahnbrücke oder andere Stahlbetonbauten. Millionen dieser biologischen Stabilitätsmoleküle bilden das Bindegewebe des Körpers, der Knochen, der Haut sowie der Wände unserer Blutgefäße. Je mehr Kollagen durch die Gefäßwandzellen produziert wird, desto stabiler sind die 100 000 Kilometer langen Wände unserer Arterien, Venen und Kapillargefäße.
In der Wissenschaft sind diese Fakten seit langem bekannt. Im Prinzip weiß man seit über zweihundert Jahren um den Zusammenhang zwischen Vitamin-C-Mangel und Instabilität des Körpergewebes. Denn der Skorbut, das oft tödliche Endstadium längerfristigen schweren Vitamin-C-Mangels, war über Jahrhunderte eine der gefürchtetsten Geißeln der Seefahrt. Dies zeigt in eindringlicher Weise der folgende Ausschnitt aus dem weltberühmten Lehrbuch der Biochemie von Dr. Lubert Stryer, Professor an der Stanford Universität:

»Defekte Hydroxylierung ist einer der biochemischen Mängel bei Skorbut
Die Bedeutung der Hydroxylierung von Kollagen wird beim Skorbut deutlich. Eine lebhafte Beschreibung dieser Krankheit wurde von Jacques Cartier im Jahre 1536 gegeben, als sie seine Männer befiel, während sie dabei waren, den Sankt-Lorenz-Strom zu erforschen.

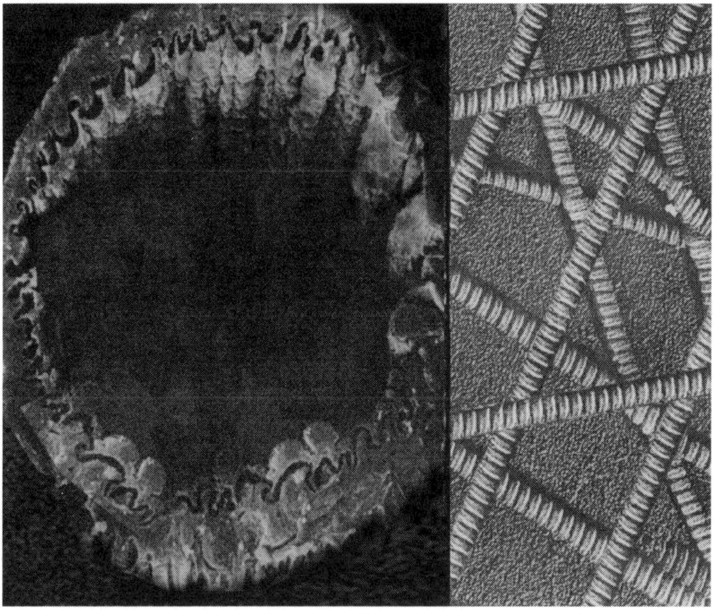

Millionen von Kollagenfibrillen stabilisieren die Arterienwand. Links: Arterienquerschnitt (vergrößert); rechts: Kollagenfibrillen (stark vergrößert).

Einige verloren all ihre Kräfte und konnten nicht mehr auf eigenen Füßen stehen ... Andere hatten ihre Haut übersät mit Blutflecken von violetter Farbe, die allmählich anstiegen von den Fußgelenken zu den Knien, Hüften, Schultern, Armen und Hals. Ihr Mund begann zu stinken, und ihr Zahnfleisch wurde so faulig, daß alles Fleisch abfiel, einschließlich die Wurzeln der Zähne, die ebenso fast alle ausfielen.

Das Mittel, Skorbut zu verhindern, wurde im Jahre 1753 von dem schottischen Arzt James Lind treffend beschrieben:

›Die Erfahrung zeigt hinreichend, daß Grünzeug oder frisches Gemüse zusammen mit reifen Früchten die besten

Heilmittel dagegen sind; diese kommen daher auch als beste Mittel zur Prävention in Frage.‹

Lind forderte, die Verpflegung der Seeleute durch regelmäßige Ausgabe von Zitronensaft zu ergänzen. Etwa 40 Jahre später nahm die britische Marine schließlich seine Empfehlung an – mit dem Erfolg, daß die Zahl der Skorbutfälle selbst bei sehr langen Seereisen dramatisch gesenkt werden konnte.

Skorbut wird durch einen Mangel an Askorbinsäure (Vitamin C) in der Nahrung verursacht. Primaten und das Meerschweinchen haben die Fähigkeit zur Askorbinsäure-Synthese verloren und müssen diese daher in ausreichender Menge über die Nahrung zu sich nehmen. Askorbinsäure, ein effektives Reduktionsmittel, erhält das Enzym Prolyl-Hydroxylase aktiv, wahrscheinlich dadurch, daß sich sein Eisenatom nicht oxidieren läßt. Kollagen, das ohne Mitwirkung von Askorbinsäure synthetisiert wird, ist unzureichend hydroxyliert und hat daher einen niedrigeren Schmelzpunkt. Dieses ›abnorme‹ Kollagen kann keine funktionstüchtigen Fibrillen bilden und verursacht dadurch die Hautläsionen und die Durchlässigkeit der Blutgefäße, die bei Skorbut auftreten.« Soweit das Zitat.

Atherosklerose ist eine Frühform von Skorbut

Obwohl die wissenschaftlichen Fakten also längst bekannt sind, finden sie bislang kaum oder gar keinen Niederschlag in der medizinischen Praxis. Die nebenstehende Abbildung zeigt, daß die Hauptursache von Herzinfarkt und Schlaganfall ein Skorbut-ähnlicher Mangelzustand der Arterienwand ist.

Linke Spalte: Die optimale Verfügbarkeit von Vitamin C führt zu einer optimalen Produktion und Funktion von Kol-

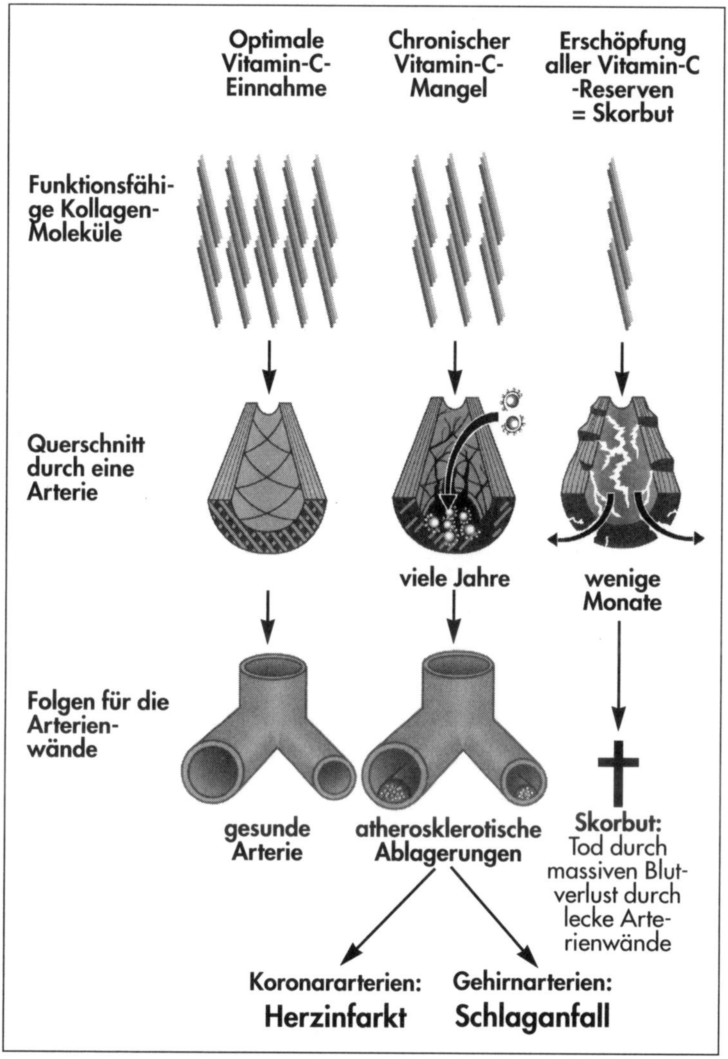

Dieser Zusammenhang zwischen Herz-Kreislauf-Erkrankung, Vitamin-C-Mangel und Skorbut ist von so grundlegender Bedeutung für unsere Gesundheit, daß diese Abbildung baldmöglichst zum Lehrmaterial in den Kindergärten und Schulen der Welt werden sollte.

lagen-Molekülen. Eine stabile Blutgefäßwand läßt keine atherosklerotischen Ablagerungen zu. Optimale körpereigene Produktion von Vitamin C und vitaminreiche Nahrung sind die Hauptgründe, warum Tiere keinen Herzinfarkt kennen.

Rechte Spalte: Auf der rechten Seite der Abbildung sehen Sie, was bei der Skorbutkrankheit geschieht: Die vollständige Erschöpfung der Vitamin-C-Reserven des Körpers, wie sie früher bei Seeleuten auf langen Reisen vorkam, führt zu einer Auflösung des Bindegewebes im Körper und in den Blutgefäßwänden. In der Regel sterben Skorbutkranke nach wenigen Monaten an inneren Blutungen und massivem Blutverlust durch leck gewordene Arterienwände.

Mittlere Spalte: Atherosklerose und Herz-Kreislauf-Erkrankungen liegen genau dazwischen. Unsere reguläre Nahrung enthält normalerweise gerade soviel Vitamin C, daß der offene Ausbruch von Skorbut verhindert wird. Unsere Nahrung enthält jedoch bei weitem nicht genügend Vitamin C, um die Arterienwände gesund und stabil zu erhalten. Dies führt zu Millionen kleiner Risse und Läsionen in der Innenwand der Arterien. Fette und Eiweiße aus dem Blut dringen daraufhin in die geschädigte Arterienwand ein. Ein solcher Mechanismus ist zunächst durchaus sinnvoll. Bei chronischem Vitamin-C-Mangel in der Nahrung allerdings setzt sich der Reparaturprozeß über Jahrzehnte fort, und in der Folge entwickeln sich atherosklerotische Ablagerungen. Atherosklerose ist letztlich nichts anderes als eine Arterienwand-»Stütze« der Natur, um die durch Vitaminmangel verursachte Wandschwächung auszugleichen. Ablagerungen in den Koronararterien führen zum Herzinfarkt, solche in den Gehirnarterien zum Schlaganfall.

Vitamin-C-Mangel verursacht Atherosklerose: der Beweis

Um die Patente zur natürlichen Heilung der Herz-Kreislauf-Erkrankungen zu erlangen, mußten wir beweisen, daß die verminderte Zufuhr von Vitamin C in der Nahrung allein und direkt Atherosklerose und damit Herzinfarkte und Schlaganfälle verursachen kann. Die Antwort auf diese Frage ist für die Gesundheit von Millionen Menschen von so überragender Bedeutung, daß ein Tierexperiment für gerechtfertigt befunden wurde. Wir wählten das Meerschweinchen (eine Ausnahme im Tierreich), weil es wie der Mensch kein eigenes Vitamin C produzieren kann.
Zwei Gruppen von Meerschweinchen erhielten fünf Wochen lang exakt dieselben täglichen Mengen an Cholesterin, anderen Fetten, Eiweißen, Zucker, Salz und allen anderen Nahrungsbestandteilen – mit einer Ausnahme: Vitamin C. Gruppe A erhielt umgerechnet auf das menschliche Körpergewicht 5 Gramm Vitamin C (ein Teelöffel) mit der Nahrung. Gruppe B erhielt umgerechnet auf das menschliche Körpergewicht nur etwa 60 Milligramm Vitamin C pro Tag. Wir wählten diese Dosis, weil sie der noch in den meisten Ländern offiziell »empfohlenen Tagesdosis« entspricht.
Die folgenden Bilder dokumentieren die Veränderungen in den Arterienwänden, die durch eine verminderte Vitamin-C-Nahrungszufuhr im Verlaufe weniger Wochen entstanden sind. Die zwei ersten Bilder zeigen die Unterschiede, die man mit bloßem Auge in den Hauptschlagadern (Aorta) erkennen kann. Die Tiere der Gruppe B entwickelten unter Vitamin-C-Mangel rasch atherosklerotische Ablagerungen (weiße Flächen), insbesondere in Herznähe. Die Aorten der Gruppe A waren gesund. Die zwei nächsten Bilder zeigen dieselben Arterienwände un-

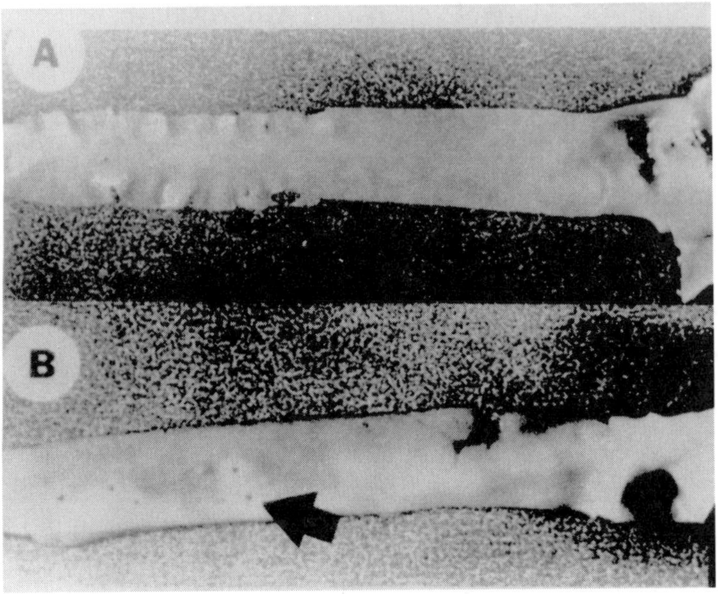

ter dem Mikroskop. In Gruppe A ist die Wandstruktur intakt, dagegen hat Vitamin-C-Mangel in Gruppe B die Wandstruktur geschwächt und zu Einrissen der Arterienwand geführt. Dieselben Veränderungen sind in den Arterienwänden von Menschen, wie hier eines Koronarpatienten zu finden (Bild C).

Das neue Verständnis der Herz-Kreislauf-Erkrankungen

Das vorangegangene Experiment unterstreicht unsere moderne Definition der Herz-Kreislauf-Erkrankung als einer Vitaminmangelerkrankung. Die Hauptursache dieses Krankheitsbildes ist die Instabilität der Blutgefäßwand, verursacht durch chronischen Mangel an Vitamin-Zell-Komplex. Die Herz-Kreislauf-Erkrankung beginnt mit Mil-

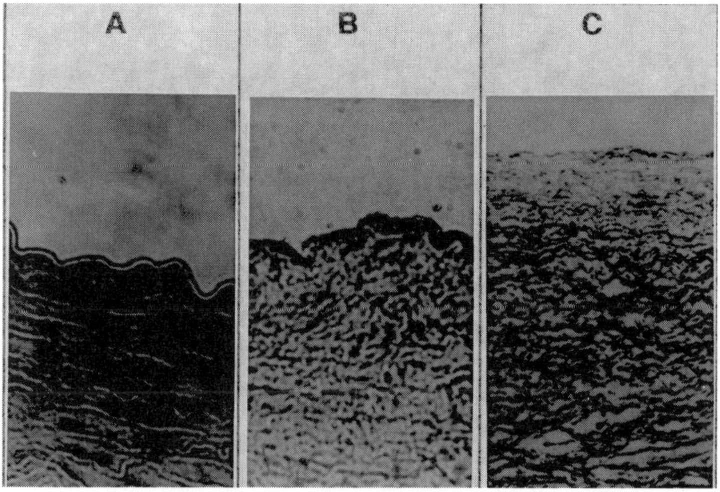

Die atherosklerotischen Plaques auf den Bildern dieser Doppelseite sind nicht das Ergebnis einer fettreichen Ernährung. Vielmehr sind diese Plaques durch Ablagerungen von Fetten, Eiweißen und anderen Molekülen entstanden, die in der Leber produziert wurden – als Antwort des Körpers auf eine zunehmende Instabilität der Arterienwand.

lionen kleinster Risse in der Arterienwand, die insbesondere in den Herzkranzarterien entstehen, da diese durch die Pumpaktion des Herzens 100 000mal pro Tag flachgedrückt werden, ähnlich einem plattgetretenen Gartenschlauch. Eine Reparatur der Gefäßwand wird damit erforderlich. Cholesterin und andere Reparaturfaktoren werden in erhöhtem Umfang in der Stoffwechselzentrale Leber produziert, gelangen von dort ins Blut und dringen schließlich in die Arterienwand ein, um dort die undichten Stellen abzudichten und zu reparieren. Da die Herzkranzgefäße die meisten Risse entwickeln, findet dort auch die umfangreichste Reparatur statt.

Die Entstehung der Atherosklerose

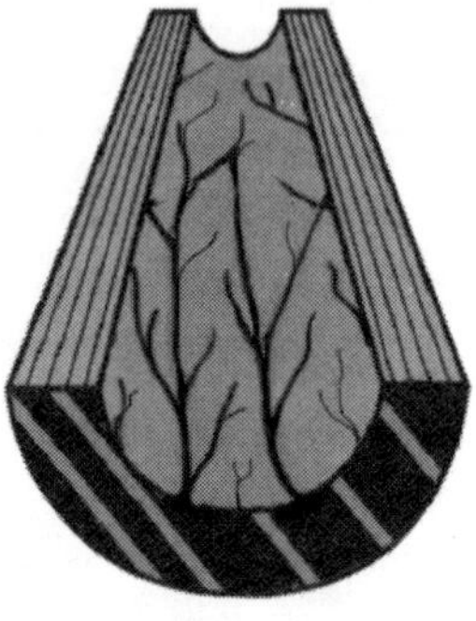

1. Risse und Läsionen

Atherosklerose beginnt mit Rissen und Läsionen in der Innenwand der Arterien, verursacht durch chronischen Vitaminmangel.

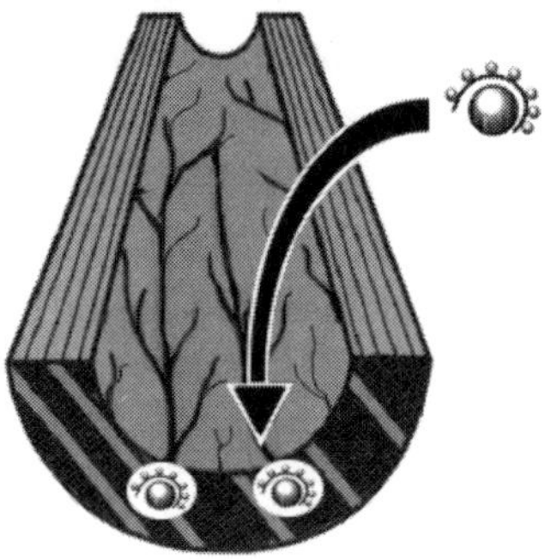

2. Reparatur der Läsionen

Blutfaktoren wie Cholesterin werden in der Arterienwand abgelagert mit dem Ziel, die Risse und Läsionen zu reparieren.

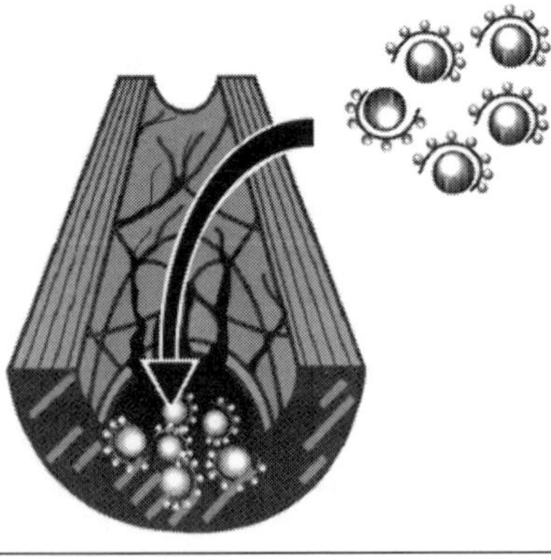

3. Überschießende Reparaturfunktion

Mit der Zeit entwickeln sich atherosklerotische Ablagerungen – eine Art »Gipsverband der Natur« für die Arterienwände.

Atherosklerotische Ablagerungen entwickeln sich als Folge einer überschießenden Reparatur der Gefäßwand. Mit fortgesetztem Vitaminmangel über Jahre und Jahrzehnte hinweg setzt sich auch der Reparaturprozeß in der Arterienwand weiter fort. Die atherosklerotischen Plaques bilden sich vorwiegend an den Stellen im Gefäßsystem mit der intensivsten Reparatur – den Herzkranzgefäßen. Deshalb treten Infarkte innerhalb der 100 000 Kilometer langen Blutgefäßpipeline des Körpers fast immer in diesem kleinen Abschnitt auf, den nur einige Zentimeter umfassenden Herzkranzarterien. Das ist der Grund, daß Infarkte als Herzinfarkte und nicht etwa als Naseninfarkte auftreten und Herzinfarkt die häufigste Komplikation der Herz-Kreislauf-Erkrankung darstellen.

Die natürliche Heilung der Herz-Kreislauf-Erkrankungen

Die Grundlage für den Abbau der Atherosklerose ist die Einleitung eines Heilungsprozesses in der durch chronischen Vitaminmangel erkrankten Arterienwand. Neben Vitamin C, das die Produktion der Kollagenmoleküle anregt, sind für diesen Heilungsprozeß auch andere Bestandteile des Vitamin-Zell-Komplexes von großer Bedeutung. Die umseitig stehende Abbildung faßt die wichtigsten Schutz- und Heilfunktionen des Vitamin-Zell-Komplexes zusammen. Sie zeigt in der Mitte einen Gewebeschnitt durch die atherosklerotische Ablagerung (Plaque) einer Koronararterie, wie sie typischerweise im Mikroskop zu sehen ist. Die weiße Fläche über der Plaque markiert die Blutbahn der Koronararterie. Mit einer speziellen Färbetechnik sind die Lipoproteine (Fettpartikel) im Zentrum der Ablagerung schwarz gefärbt. Zwei (ein Lipoprotein(a) und ein LDL-

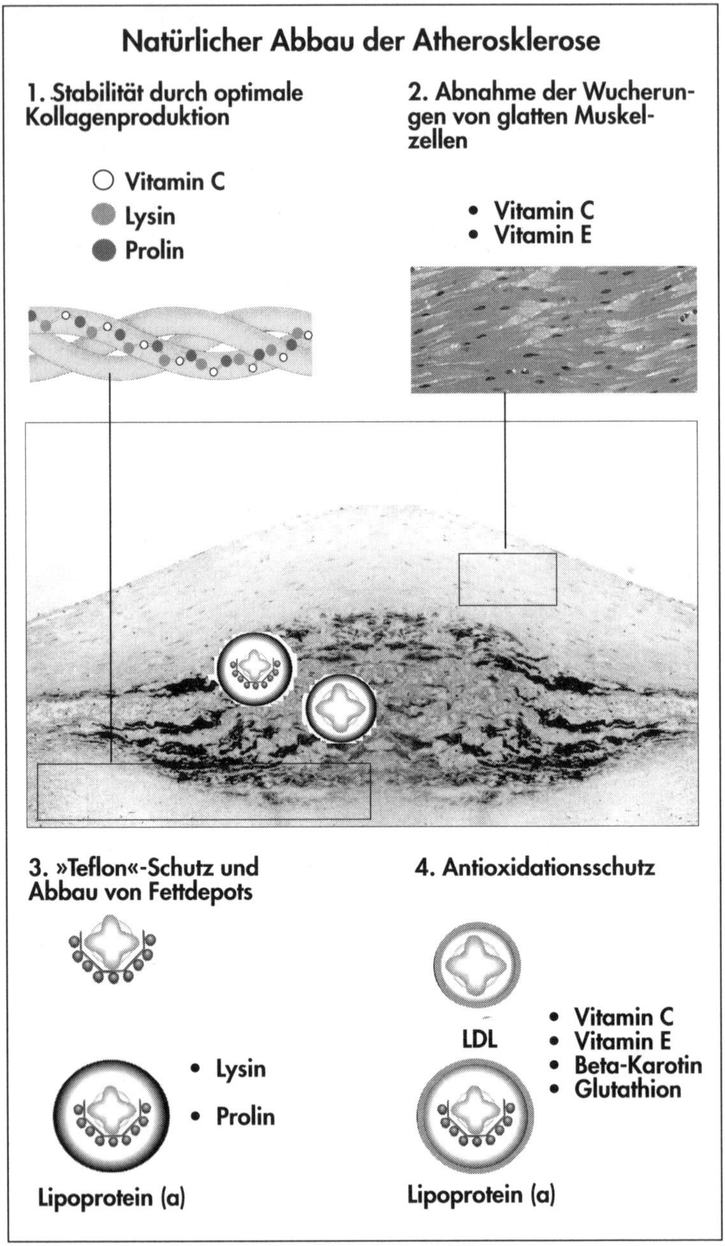
Natürlicher Abbau der Atherosklerose
1. Stabilität durch optimale Kollagenproduktion
Vitamin C
Lysin
Prolin
2. Abnahme der Wucherungen von glatten Muskelzellen
• Vitamin C
• Vitamin E
3. »Teflon«-Schutz und Abbau von Fettdepots
• Lysin
• Prolin
Lipoprotein (a)
4. Antioxidationsschutz
LDL
• Vitamin C
• Vitamin E
• Beta-Karotin
• Glutathion
Lipoprotein (a)

Molekül) von Tausenden Lipoproteinmolekülen in dieser Plaque sind schematisch vergrößert. Über Jahrzehnte haben sich diese Lipoproteine im Inneren der geschwächten Arterienwand abgelagert.
Um den Kern des Plaques hat sich eine lokale Geschwulst aus glatten Muskelzellen der Arterienwand gebildet. Auch dieser Muskelzell-»Tumor« der Arterienwand trägt zur Stabilisierung einer vitaminverarmten und geschwächten Arterienwand bei. Die Ablagerung von Blutfetten in Form von Lipoproteinen und die Muskelzellwucherung sind die wichtigsten Faktoren, die die Größe der Plaques und damit den Grad der Koronaren Herzerkrankung bestimmen. Eine Therapie, die in der Lage ist, diese beiden Hauptmechanismen der Atherosklerose umzukehren, ist auch in der Lage, die Koronare Herzerkrankung zu heilen. Die Bestandteile des Vitamin-Zell-Komplexes sind dazu in der Lage und wirken dabei zusammen, wie auf der links stehenden Grafik abgebildet.

- **Stabilität der Arterienwand durch optimale Kollagenproduktion.** Die Kollagenmoleküle in unserem Körper sind Eiweiße, die aus Aminosäuren aufgebaut sind. Kollagen unterscheidet sich von allen anderen Körpereiweißen dadurch, daß es für seinen Aufbau besonders viele Bausteine der Aminosäuren Lysin und Prolin benötigt. Darüber hinaus wissen wir, daß Vitamin C die Produktion von Kollagen in den Zellen der Arterienwand steigert. Eine ausreichende Versorgung mit Lysin, Prolin und Vitamin C ist ein entscheidender Faktor für eine optimale Regeneration des Bindegewebes der Arterienwände und damit für eine natürliche Abheilung der Herz-Kreislauf-Erkrankung.
- **Abnahme der Muskelzellwucherungen in der Arterienwand.** Bei optimaler Versorgung mit den Bestand-

teilen des Vitamin-Zell-Komplexes produzieren wenige Muskelzellen in der Arterienwand ausreichend funktionstüchtiges Kollagen, das die Stabilität gewährleistet. Bei Vitaminmangel kommt es zu einer Stoffwechselentgleisung auch in der Arterienwand. Zum einen produzieren die Muskelzellen der Arterienwand dann mangelhaftes Kollagen, und zum anderen vermehren sich die Muskelzellen selbst und bilden den atherosklerotischen »Tumor«.

Meine Kollegin, Dr. Aleksandra Niedzwiecki und ihre Mitarbeiter, haben diesen wichtigen Mechanismus inzwischen genauer untersucht und festgestellt, daß besonders Vitamin C und Vitamin E die Muskelzellwucherung effektiv verhindern können. Weitere Studien liegen inzwischen auch von anderen Forschern vor.

- **»Teflon«-Schutz der Arterienwand und Abbau der Fettablagerungen in der Wand.** Lipoproteine sind die Transportmoleküle, mit denen Cholesterin und andere Blutfette in die Arterienwand abgelagert werden. Bislang nahm man an, daß Cholesterin und andere Blutfette vor allem mittels LDL (Low Density Lipoprotein, »schlechtes Cholesterin«) in der Arterienwand abgelagert werden.

  Heute wissen wir, daß es nicht das LDL-Molekül selbst ist, sondern eine Variante davon, Lipoprotein(a) genannt. Der Buchstabe (a), wie »adhesiv«, steht für ein zusätzliches klebriges Eiweiß, das die LDL-Moleküle umschlingt und den Kollagenfasern in der Arterienwand anhaftet. Es ist also nicht der LDL-Blutspiegel entscheidend für die Ablagerung von Blutfetten in der Arterienwand, sondern die Lipoprotein(a)-Blutspiegel. Der neue Risikofaktor Lipoprotein(a) wird an anderer Stelle zusammen mit weiteren Risikofaktoren im Blut ausführlich besprochen.

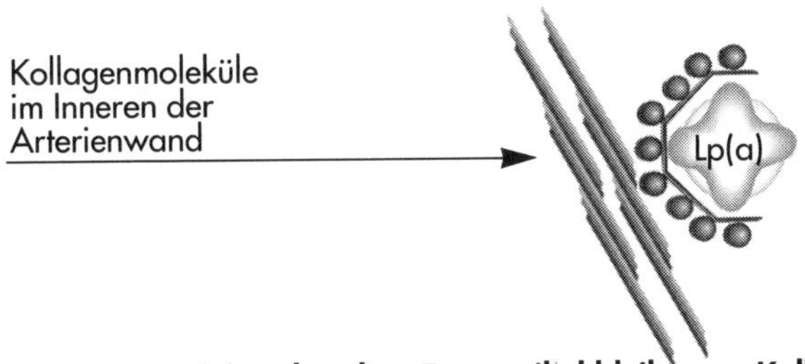

Lipoprotein (a) und andere Fettpartikel bleiben an Kollagenmolekülen innerhalb der Arterienwand kleben und lagern sich ab.

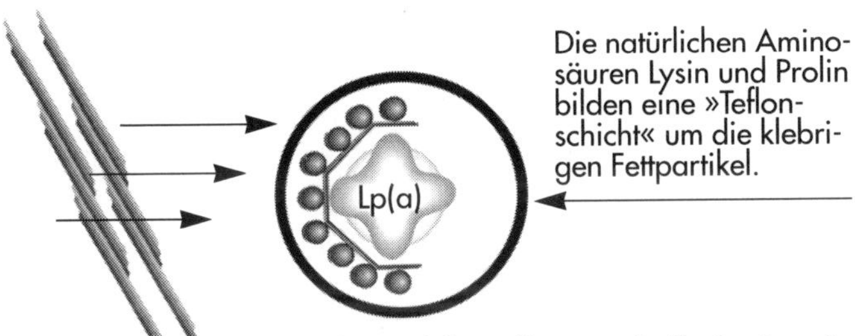

Fettpartikel werden von ihren Klebestellen innerhalb der Arterienwand losgelöst und ausgeschleust.

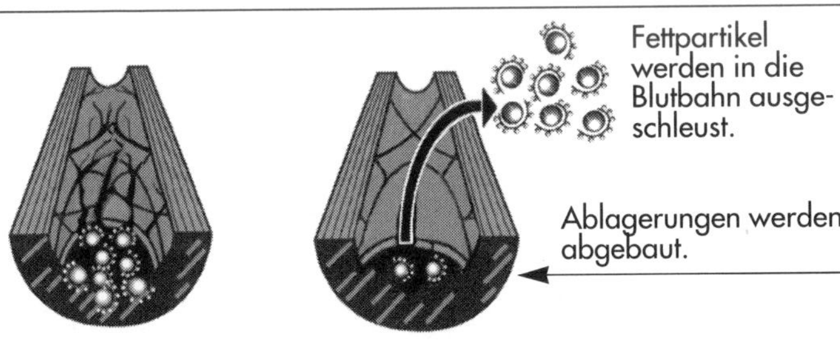

Atherosklerotische Ablagerungen in der Arterienwand nehmen auf natürliche Weise ab.

Patentiert: so hilft der Vitamin-Zell-Komplex die Fettablagerungen in den Arterien abzubauen.

Um Fettablagerungen in der Arterienwand zu verhindern, besteht das vorrangige therapeutische Ziel darin, die Klebekraft der Lipoproteine zu neutralisieren. Die erste Generation von »Teflon«-Substanzen für die Arterienwand sind die natürlichen Aminosäuren Lysin und Prolin; diese bilden einen Schutzfilm um die Lipoprotein(a)-Moleküle und erreichen damit zweierlei: Zum einen verhindern sie das weitere Fortschreiten der Fettablagerungen in der Arterienwand (Prävention). Zum anderen haben Lysin und Prolin auch einen therapeutischen Effekt, indem sie zum Abbau bereits bestehender Fettablagerungen in der Arterienwand beitragen. Lysin und Prolin sind in der Lage, die innerhalb der Arterienwand haftenden Lipoproteinmoleküle von deren Haftstellen loszulösen und aus den Plaques herauszulösen. Mit dem Blutstrom gelangen die Lipoproteinmoleküle in die Leber, wo sie auf natürlichem Wege abgebaut werden.
Durch das allmähliche Herauslösen von Tausenden Lipoproteinen aus atherosklerotischen Plaques wird dieses abgebaut, und die Durchblutung kann sich auf natürliche Weise verbessern. Dabei handelt es sich um einen natürlichen Vorgang. Komplikationen, wie sie zum Beispiel bei der Ballonangioplastie vorkommen können, treten nicht auf.

- **Antioxidationsschutz in Blutstrom und Arterienwand.** Ein weiterer biologischer Mechanismus, der die Entwicklung von Atherosklerose, Herzinfarkt und Schlaganfall begünstigt, ist die Oxidation. Freie Radikale, zum Beispiel aus Umweltbelastungen und Zigarettenrauch, schädigen die Lipoproteine, aber auch das Arterienwandgewebe selbst und fördern so die Ausdehnung von atherosklerotischen Plaques. Vitamin C, Vitamin E, Beta-Karotin und andere Bestandteile des

Vitamin-Zell-Komplexes gehören zu den stärksten heute bekannten Antioxidantien. Der Vitamin-Zell-Komplex schützt zum einen die Lipoproteine, zum anderen aber auch die Arterienwand selbst vor Oxidationsschäden.

Der Abbau von Fettablagerungen aus den Arterienwänden ist in der Natur ein durchaus üblicher Vorgang. Bären und andere Winterschläfer verfügen über diese Fähigkeit und machen regelmäßig davon Gebrauch. Während des Winterschlafs nehmen sie keine Nahrungsvitamine auf, und auch die körpereigene Vitamin-C-Produktion ist gedrosselt. Als Folge davon lagern sich Blutfette innerhalb der Arterienwänden ab und führen zu einer Wandverdickung. Im Frühjahr – mit vitaminreicher Nahrung und erhöhter Vitamin-C-Produktion im Körper – werden die Fettdepots abgebaut, und die Arterienwand erhält ihre natürliche Stabilität zurück. Auch hier können wir von der Natur lernen.
Die wissenschaftlichen Erkenntnisse dieser Seiten sind für die Gesundheit von Millionen Menschen von Bedeutung. Jetzt steht fest:

- Wenn heute noch jeder zweite Mensch am Herztod stirbt, so zeigt dies nur, daß die Heilwirkung der Vitamin-Zell-Komplex-Bestandteile von der medizinischen Welt bisher nicht verstanden oder nicht genügend ernstgenommen worden ist.
- Herz-Kreislauf-Erkrankungen sind ab jetzt kein unabwendbarer Schicksalsschlag mehr. Sie lassen sich verhindern, wenn dieses Wissen konsequente Anwendung findet.

Erfolgreiche klinische Studien mit Bestandteilen des Vitamin-Zell-Komplexes

In zahlreichen klinischen Studien und epidemiologischen Untersuchungen wurde die überragende Bedeutung von Bestandteilen des Vitamin-Zell-Komplexes bei der Herz-Kreislauf-Prävention bereits bestätigt.
Dr. James Enstrom und seine Kollegen von der Universität Los Angeles haben über zehn Jahre den Vitaminkonsum von elftausend Amerikanern untersucht. Die von der US-Regierung unterstützte Studie zeigte, daß Amerikaner, die täglich mindestens 300 Milligramm Vitamin C mit der Nahrung oder in Form von Vitamintabletten zu sich nahmen, deutlich seltener an Herz-Kreislauf-Erkrankungen litten als ihre Landsleute, deren tägliche Vitamin-C-Zufuhr

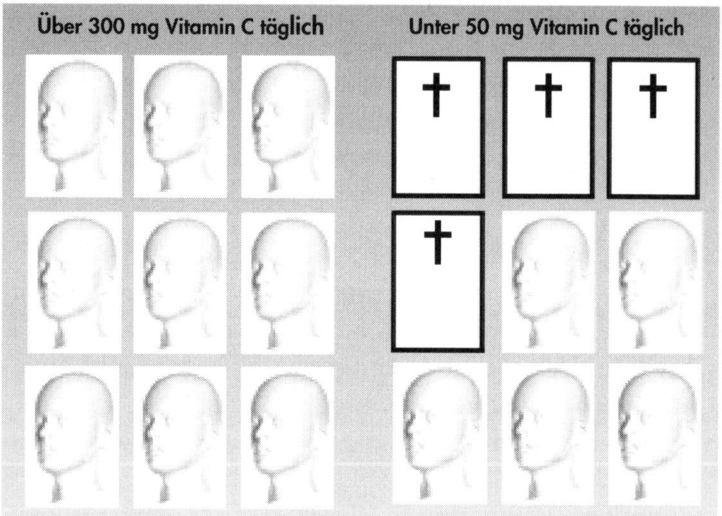

Diese Zehnjahresstudie an über 11 000 Amerikanern zeigt, daß die tägliche Einnahme von mindestens 300 mg Vitamin C das Herzinfarkt- und Schlaganfall-Risiko um 40% und mehr senken kann.

dem amerikanischen Durchschnitt (ca. 50 Milligramm) entsprach. Regelmäßige Vitamin-C-Gaben senkten die Herzinfarktrate bei Männern um bis zu 50 Prozent, bei Frauen um bis zu 40 Prozent. Als weiteres Ergebnis dieser Studie war festzuhalten, daß eine erhöhte Versorgung mit Vitamin C mit einer bis zu sechs Jahren längeren Lebenserwartung einherging.
Der kanadische Arzt Dr. G. C. Willis konnte nachweisen, daß Vitamin C Atherosklerose auf natürliche Weise abbauen kann. Zu Beginn dieser Studie dokumentierte Dr. Willis die atherosklerotischen Ablagerungen in den Arterien seiner Herz-Kreislauf-Patienten mit Hilfe einer Röntgen-Kontrastmittel-Untersuchung (Angiographie). Danach verabreichte er einer Hälfte der Patienten 1,5 Gramm Vitamin C pro Tag. Die andere Hälfte der Patienten erhielt

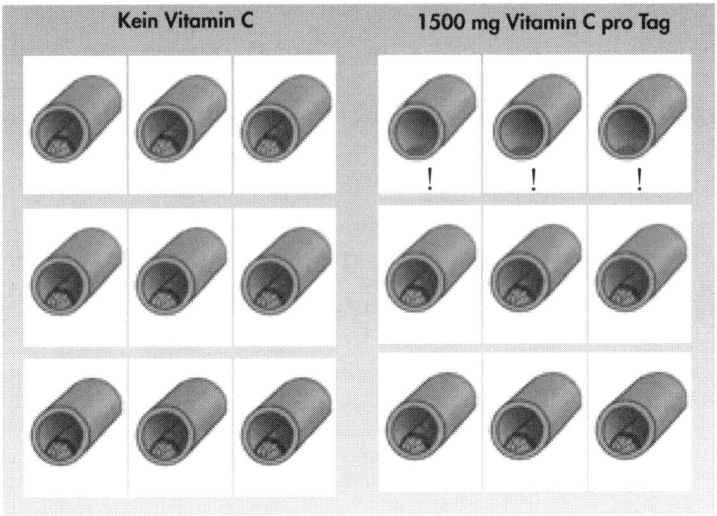

Nach 6 bis 12 Monaten wiesen dreißig Prozent der Studienpatienten mit täglicher Vitamin-C-Gabe eine Rückbildung der Atherosklerose auf. Ohne Vitamin-C-Gabe blieb der Befund unverändert oder verschlechterte sich.

kein zusätzliches Vitamin C. Bei den Patienten, die täglich 1,5 Gramm Vitamin C einnahmen, waren bei der Kontrolluntersuchung in dreißig Prozent der Fälle die atherosklerotischen Ablagerungen geringer als zuvor. Dagegen zeigten Patienten ohne Vitamin-C-Gabe keine Abnahme der atherosklerotischen Ablagerungen; diese waren entweder gleich geblieben oder hatten weiter zugenommen. Erstaunlich ist auch, daß diese wichtige klinische Untersuchung bereits vor über vierzig Jahren durchgeführt wurde, jedoch bisher kaum bekannt ist.

Auch für Europa gilt: je mehr Vitamine, desto weniger Herzinfarkte

Eine der bislang größten Untersuchungen über die Bedeutung von Vitaminen bei der Verhinderung von Herz-Kreislauf-Erkrankungen wurde in mehreren europäischen Ländern gleichzeitig durchgeführt. Es ist eine seit langem bekannte Tatsache, daß diese Erkrankungen in Skandinavien und anderen mittel- und nordeuropäischen Ländern deutlich häufiger vorkommen als in Mittelmeerländern. Professor Gey von der Universität Basel und seine Kollegen gingen der Frage nach, inwieweit dieses Süd-Nord-Gefälle an Herz-Kreislauf-Erkrankungen mit der Vitaminzufuhr in der Nahrung zusammenhängt. Die Untersuchungsergebnisse waren eindeutig:

- In der Bevölkerung Nordeuropas war das Risiko für Herz-Kreislauf-Erkrankungen am höchsten und die gemessenen Vitaminspiegel im Blut am niedrigsten.
- In der Bevölkerung Südeuropas war das Herz-Kreislauf-Risiko am niedrigsten und die gemessenen Vitaminspiegel im Blut am höchsten.

- Eine optimale Vitaminzufuhr war für eine Verminderung des Herz-Kreislauf-Erkrankungsrisikos viel wichtiger als die Senkung des Cholesterinspiegels.

Diese Untersuchung stellt auch endlich die empirische Erkenntnis, daß Mittelmeerländer wie Frankreich, Griechenland und andere eine deutlich niedrigere Herzinfarktrate aufweisen als die übrigen europäischen Länder, auf eine gesicherte wissenschaftliche Grundlage. Der entscheidende Faktor für diese niedrige Herz-Kreislauf-Erkrankungsrate ist eine regelmäßige reichliche Vitaminzufuhr auf Grund der spezifischen Ernährungsgewohnheiten in diesen Regionen. Bestimmte Nahrungspräferenzen wie der regelmäßige Konsum von Wein oder Olivenöl sind Begleitumstände, die möglicherweise eine zusätzliche Bedeutung haben.

Das Süd-Nord-Gefälle der Herz-Kreislauf-Erkrankungen in Europa

Je mehr Vitamine, desto weniger Herz-Kreislauf-Erkrankungen

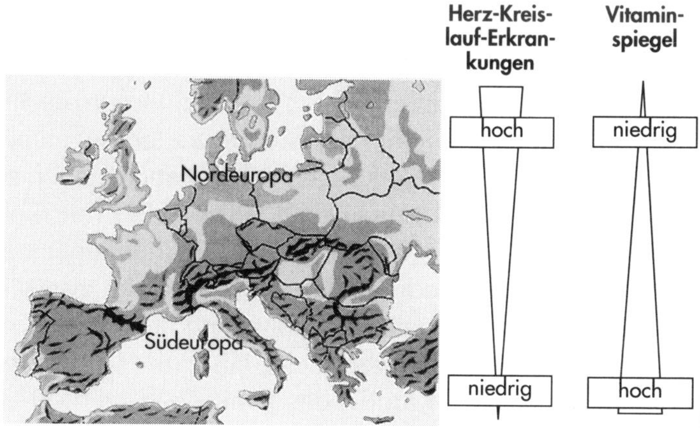

Auch Vitamin E und Karotin schützen vor Herzinfarkten

Auch die Nahrungsergänzung mit Vitamin E und Karotin trägt zu einer erheblichen Verringerung des Infarkt-Risikos bei. Es gibt inzwischen mehrere große Untersuchungen, die die Bedeutung dieser Vitamine für die Gesundheit des Herz-Kreislauf-Systems eindrucksvoll nachweisen:

Die »Nurses Health Study« zum Beispiel wurde unter Beteiligung von über 87 000 amerikanischen Krankenschwestern im Alter von 34 bis 59 Jahren durchgeführt. Zu Beginn der Studie wiesen die Teilnehmerinnen keinerlei Anzeichen einer Herz-Kreislauf-Erkrankung auf. 1993 wurde das erste Zwischenergebnis in der Medizinfachzeitschrift New England Journal of Medicine veröffentlicht. Es zeigte sich, daß Studienteilnehmerinnen, die täglich mehr als 200 Einheiten Vitamin E zu sich nahmen, ein um 34 Prozent niedrigeres Herzinfarktrisiko hatten im Vergleich zu denjenigen, die mit einer täglichen Vitamin-E-Zufuhr von etwa 3 Einheiten auskommen mußten – also einer Vitamin-E-Mangelversorgung, wie sie für Millionen Nord- und Mitteleuropäer bis heute eher die Regel als die Ausnahme ist.

In der »Health Professional Study« wurden über 39 000 männliche Angehörige von Gesundheitsberufen im Alter von 40 bis 75 Jahren untersucht. Auch hier wiesen die Studienteilnehmer zu Beginn der Studie weder Anzeichen von Herz-Kreislauf-Erkrankungen oder Diabetes noch erhöhten Blutcholesterinspiegel auf. Probanden mit einer täglichen Vitamin-E-Zufuhr von über 400 Einheiten hatten ein um 40 Prozent niedrigeres Herzinfarktrisiko als Männer, die nur etwa 6 Einheiten Vitamin E pro Tag zu sich nahmen. Dieselbe Studie zeigte auch, daß eine Nahrungsergänzung durch Beta-Karotin das Risiko von Herz-Kreislauf-Erkrankungen um etwa 30 Prozent senken kann.

In der »Physicians Health Study« werden derzeit über 22 000 Ärzte im Alter von 40 bis 84 Jahren untersucht. Ein Zwischenergebnis wurde 1992 von Dr. Hennekens von der Harvard Universität veröffentlicht. Es hatte sich gezeigt, daß eine Dosis von 50 mg Beta-Karotin täglich bei denjenigen Probanden, die bereits an einer Herz-Kreislauf-Erkrankung litten, das Risiko eines Herzinfarkts oder Schlaganfalls um die Hälfte senkte.
Die Ergebnisse der hier vorgestellten klinischen Studien lassen sich also wie folgt zusammenfassen:

- Vitamin-C-Zufuhr senkt das Herz-Kreislauf-Risiko um bis zu 50 Prozent (dokumentiert an 11 000 Studienteilnehmern im Alter von über 10 Jahren).
- Vitamin-E-Zufuhr senkt das Herz-Kreislauf-Risiko um über ein Drittel (dokumentiert an 87 000 Studienteilnehmern im Alter von über 6 Jahren).
- Beta-Karotin-Zufuhr senkt das Herz-Kreislauf-Risiko um etwa 30 Prozent (dokumentiert an 87 000 Studienteilnehmern im Alter von über 6 Jahren).

Mit keinem Medikament konnte bisher eine ähnlich eindrucksvolle Verringerung des Erkrankungsrisikos an Herz und Kreislauf erreicht werden wie mit diesen Vitaminen. Alle drei, Vitamin C, Vitamin E und Beta-Karotin, sind wesentliche Bestandteile des Vitamin-Zell-Komplex-Programms. Darüber hinaus enthält dieses Programm die Aminosäuren Lysin und Prolin sowie zahlreiche weitere Naturstoffe, deren Bedeutung für eine optimale Herz-Kreislauf-Funktion in zahlreichen wissenschaftlichen Untersuchungen dokumentiert wurde.

Wie Sie länger und gesünder leben können

Ihr Körper ist so alt wie Ihr Herz-Kreislauf-System. Tatsächlich ist das Altern des Körpers vergleichbar einer schleichenden Form der Herz-Kreislauf-Erkrankung. Die Geschwindigkeit, mit der Ihr Körper altert, wird wesentlich mitbestimmt durch den Gesundheitszustand Ihres Herz-Kreislauf-Systems. Besonders wichtig ist dabei die optimale Funktion der 100 000 Kilometer langen Wände Ihrer Arterien, Venen und Kapillargefäße. Diese versorgen alle Organe Ihres Körpers und Milliarden Körperzellen mit Sauerstoff und lebenswichtigen Nährstoffen.

Wenn Sie Ihren Körper nicht schützen, führt der Alterungsprozeß zu einer allmählichen Verdickung der Blutgefäßwände. Diese Wandverdickung führt zu einer Mangelversorgung von Milliarden Zellen in Ihrem Körper. Dadurch wird dessen Altern und der Verschleiß seiner Organe begünstigt.

Das Vitamin-Zell-Komplex-Programm ist nicht nur der beste Weg, Ihr Herz-Kreislauf-System auf natürlichem Wege zu schützen; es kann auch helfen, den Alterungsprozeß Ihres Körpers auf natürliche Weise zu verzögern und dadurch zu einem langen und gesunden Leben beizutragen. Vergessen Sie nie: Unser Körper ist so alt wie seine Blutgefäße. Ein natürlicher Schutz für Ihre Blutgefäße heute ist die beste Investition in ein langes und gesundes Leben.

4 Zu hohes Cholesterin und weitere sekundäre Risikofaktoren

Die wirklichen Risiken des erhöhten Cholesterinspiegels

Jeder zweite Mann und jede zweite Frau in Deutschland und Europa weisen erhöhte Cholesterin-, Triglycerid-, LDL- (Low Density Lipoproteine), Lipoprotein(a)-Spiegel und andere Risikofaktoren im Blut auf. Weltweit sind dies mehrere hundert Millionen Menschen.

Diese vielzitierten Blutfaktoren sind jedoch für die Gesundheit des Herz-Kreislauf-Systems in der Regel von untergeordneter Bedeutung, da der entscheidende Risikofaktor die Instabilität der Arterienwand ist. Naheliegenderweise werden Cholesterin und andere Risikofaktoren, die im Blut zirkulieren, auch unter dem Begriff »zweitrangige oder sekundäre Risikofaktoren« zusammengefaßt. Treten erhöhte Werte dieser Risikofaktoren im Blut auf, so sind diese nicht, wie man bisher glaubte, die Ursache einer zukünftigen Herz-Kreislauf-Erkrankung, sondern vielmehr die Folge einer bereits in Entwicklung befindlichen Erkrankung.

Die konventionelle Medizin beschränkt sich darauf, die Symptome dieser sekundären Risikofaktoren – also letztlich nur die Symptome von Symptomen – zu behandeln. Cholesterinsyntheseblocker und andere Medikamente werden derzeit Millionen Menschen zur Behandlung erhöhter Blutfettwerte verschrieben.

Als Ursachen erhöhter Blutwerte sekundärer Risikofaktoren hat die herkömmliche Medizin zwei wesentliche Faktoren ausgemacht: zum einen angeborene Stoffwechselstörungen (genetisches Risiko), zum anderen falsches Eßverhalten (ernährungsbedingtes Risiko). Dieses Ursachenverständnis ist jedoch unvollständig und dringend ergänzungsbedürftig.

Die Zellular-Medizin bringt nun den Durchbruch für völlig neue Erkenntnisse über die eigentliche Bedeutung der sekundären Risikofaktoren und damit für deren Prävention. Denn Cholesterin, Triglyceride, Low Density Lipoproteine (LDL), Lipoprotein(a) und andere Stoffwechselprodukte sind ideale Substanzen zur Reparatur einer geschwächten Arterienwand. Sind die Arterienwände eines Organismus durch chronischen Mangel an Vitamin-Zell-Komplex geschwächt, so steigt der Bedarf an diesen Reparaturstoffen, und die Stoffwechselzentrale des Körpers, die Leber, erhält das Signal zu einer erhöhten Produktion. Von der Leber gelangen Cholesterin und alle anderen Reparaturmoleküle in die Blutbahn und von dort zu den Schadstellen in der Arterienwand, zum Beispiel zu den Koronararterien. Bei einem Mangel an Vitamin-Zell-Komplex über viele Jahre hinweg setzen sich, wie wir bereits wissen, die Reparaturversuche des Körpers an den Gefäßwänden immer weiter fort und führen zu atherosklerotischen Plaques. Sowohl die Rolle der atherosklerotischen Plaques als auch die Rolle der sekundären Risikofaktoren – Cholesterin, Triglyceride, LDL, Lipoprotein(a) und andere Stoffwechselprodukte – müssen also völlig neu definiert werden: In Wahrheit handelt es sich dabei um wichtige Reparaturmoleküle für die an Vitamin-Zell-Komplex verarmte Arterienwand. Cholesterin und alle anderen Reparaturmoleküle können überhaupt nur dann zu Risikofaktoren für die Gesundheit des Herz-Kreislauf-Systems werden, wenn

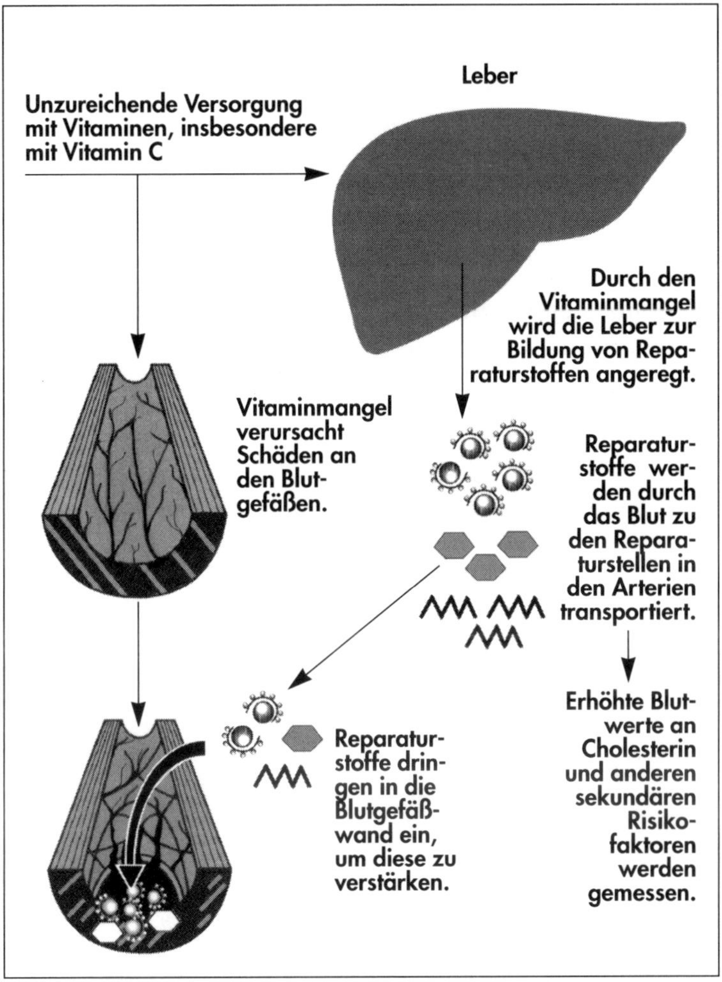

So entstehen erhöhte Blutwerte sekundärer Risikofaktoren wie Cholesterin: Die durch chronischen Vitaminmangel geschädigten Blutgefäße melden Reparaturbedarf. Daraufhin produziert die Leber vermehrt die angeforderten Reparaturstoffe. Diese können während des Transports zu den Reparaturstellen als »erhöhter Cholesterinspiegel« gemessen werden.

diese Gesundheit bereits untergraben ist und die Wände der Blutgefäße durch chronischen Vitaminmangel geschwächt sind. Deshalb ist die Einstufung von Cholesterin als »sekundären Risikofaktor« auch so treffend.
Die Zellular-Medizin erweitert unser Verständnis über die Faktoren, die Ihr persönliches Herz-Kreislauf-Risiko bestimmen:

- Mangel an Vitamin-Zell-Komplex (beeinflußbar),
- Ernährung, Lebensstil, Umwelt (beeinflußbar),
- angeborene Stoffwechselstörung (nicht beeinflußbar).

Mehrere wissenschaftliche Untersuchungen und klinische Studien haben den besonderen Nutzen von Vitamin C, Vitamin B_3 (Nikotinsäure), Vitamin B_5 (Pantothensäure), Vitamin E, Karnitin sowie anderer Bestandteile des Vitamin-Zell-Komplexes für die Senkung erhöhter Blutfettspiegel und die Normalisierung anderer sekundärer Risikofaktoren bereits umfangreich dokumentiert.
Der Vitamin-Zell-Komplex umfaßt eine Auswahl von Vitaminen und anderen essentiellen Nahrungsergänzungsstoffen, die dazu beitragen, zum einen ein Ansteigen von sekundären Risikofaktoren zu verhindern, zum anderen bereits erhöhte sekundäre Risikofaktoren zu normalisieren. Die entscheidende Wirkung des Vitamin-Zell-Komplexes beruht darauf, daß er dazu beiträgt, die Arterienwände zu reparieren. Dadurch erhält die Leber Stoffwechselsignale, die sie zu einer verminderten Produktion von Reparaturmolekülen veranlassen, und der Cholesterinspiegel und andere sekundäre Risikofaktoren werden allmählich gesenkt.
Meine Empfehlungen für Patienten mit erhöhtem Cholesterinspiegel und anderen sekundären Risikofaktoren: Machen Sie sich die medizinische Erkenntnis zunutze, daß

die Cholesterinsenkung ohne gleichzeitige Stabilisierung der Arterienwände eine unvollständige Therapie ist. Beginnen Sie sobald wie möglich damit, die Stabilität Ihrer Arterienwände mit Hilfe des Vitamin-Zell-Komplexes zu verbessern. Als Folge davon normalisieren sich in der Regel auch die Cholesterinwerte und die anderen Risikofaktoren. Regen Sie Ihren Arzt oder Ihre Ärztin dazu an, cholesterinsenkende Medikamente so bald wie möglich abzusetzen. Diese Medikamente sollten Patienten mit schweren Stoffwechselstörungen vorbehalten bleiben.

Auch zur Senkung des Cholesterinspiegels hat sich der Vitamin-Zell-Komplex in der medizinischen Praxis wiederholt bestens bewährt. So schrieb mir ein noch jugendlicher Patient: »Mit 19 Jahren wurde bei mir erstmals ein erhöhter Cholesterinspiegel von 392 mg/dl festgestellt. Ich begann mit einer Diät und einem Fitneßprogramm. Da mein Cholesterinspiegel weiterhin erhöht blieb, empfahl mir mein Arzt ein Medikament zur Cholesterinsenkung. Ich lehnte ab und blieb bei Diät und meinem Fitneßprogramm.

Jetzt bin ich 26 Jahre alt. Bevor ich mit Ihrem Vitamin-Zell-Komplex-Programm begann, ließ ich meinen Cholesterinspiegel erneut messen und er lag bei 384 mg/dl. Ich begann sofort mit Ihrem Vitamin-Zell-Komplex-Programm und ergänzte es mit zusätzlichen Ballaststoffen. Innerhalb von 6 bis 10 Wochen konnte ich meinen Cholesterinspiegel auf 264 mg/dl senken. Mein LDL-Cholesterin ging von 308 mg/dl auf 205 mg/dl zurück.«

Dies ist nur eines von mehreren Beispielen, in denen erfolgreich therapierte Patienten ihre Dankbarkeit schriftlich zum Ausdruck brachten.

Tatsächlich sinken bei den meisten Menschen, die mit dem Vitamin-Zell-Komplex-Programm beginnen, der Cholesterinspiegel und die anderen Risikofaktoren im Blut

ab. Den Grund dafür kennen Sie bereits: Die Leber produziert, wenn die Arterienwände dank des Vitamin-Zell-Komplexes stabilisiert werden, eine geringere Menge dieser sekundären Risikofaktoren, was zu einer Senkung unter anderem des Cholesterinspiegels führt.
Interessanterweise berichten einige Patienten aber auch über einen vorübergehenden Anstieg des Cholesterinspiegels zu Beginn des Vitamin-Zell-Komplex-Programms. Da Vitamine die Produktion von Cholesterin in der Leber reduzieren, muß dieses zusätzliche Cholesterin in erster Linie aus den atherosklerotischen Ablagerungen in den Arterienwänden stammen.
Dieser wichtige Mechanismus wurde erstmals 1972 von Dr. Constanze Spittle in dem Medizinfachjournal »Lancet« beschrieben. Sie berichtete, daß Vitamingabe bei Patienten mit einer bestehenden Herz-Kreislauf-Erkrankung in der Regel zu einem vorübergehenden Anstieg des Cholesterinspiegels führte. Im Gegensatz dazu kam es bei koronargesunden Testpersonen nach Vitamingabe normalerweise zu einer unmittelbaren Senkung des Cholesterinspiegels.
Für diesen vorübergehenden Anstieg der Cholesterinwerte gibt es, wie bereits angesprochen, eine schlüssige und gleichzeitig faszinierende Erklärung: Da wir wissen, daß verschiedene Bestandteile des Vitamin-Zell-Komplexes die Cholesterinproduktion in der Leber senken, muß das zusätzliche Cholesterin aus den Depots vor allem in den Arterienwänden stammen. Der vorübergehende Anstieg des Cholesterinspiegels ist also ein weiteres Zeichen für den beginnenden Heilungsprozeß innerhalb der Arterienwände und für den Abbau der Fettablagerungen.
Der hier dargestellte Mechanismus gilt natürlich nicht nur für Cholesterin allein, sondern auch für Triglyceride, Lipoproteine wie LDL und andere sekundäre Risikofaktoren,

die sich über Jahre in den Arterienwänden abgelagert haben.
Sollten Ihre Blutfettwerte nach Beginn des Vitamin-Zell-Komplex-Programms zunächst ansteigen, so seien Sie unbesorgt. Dies ist durchaus erwünscht und deutet auf einen Abbau der Ablagerungen in den Arterienwänden hin. Setzen Sie das Programm ohne Einschränkung fort. Nach einigen Monaten werden Sie normalerweise feststellen, daß Ihre Blutfettwerte unter den Ausgangswerten liegen. Sie können die Normalisierung Ihrer Blutfettwerte weiter beschleunigen, indem Sie Ihre Nahrung mit zusätzlichen Ballaststoffen ergänzen.

Klinische Studien zur Senkung sekundärer Risikofaktoren mit Bestandteilen des Vitamin-Zell-Komplexes

Die Wirksamkeit von Vitamin C auf überhöhtes Cholesterin und andere Blutfette wurde bereits in zahlreichen klinischen Studien untersucht, und Dr. Hemilä hat die Ergebnisse von über vierzig dieser Studien ausgewertet. Nach seinen Ergebnissen führt Vitamin C bei Patienten mit hohen Ausgangs-Cholesterinwerten (über 270 mg/dl) zu einer Senkung des Cholesterinspiegels um bis zu 20 Prozent; dagegen zeigten Patienten mit mittleren und niedrigen Ausgangswerten nur eine leichte Senkung, oder die Spiegel blieben unverändert.
In einer von der Amerikanischen Herzgesellschaft unterstützten Studie zeigte Dr. Sokoloff, daß zwei bis drei Gramm Vitamin C pro Tag die Triglyceridspiegel im Durchschnitt um 50 bis 70 Prozent senken konnten. Vitamin C steigerte dabei die Produktion der Enzyme (Lipasen), die Triglyceride abbauen, um bis zu hundert Prozent.

Klinische Studien zeigten weiterhin, daß neben Vitamin C auch die optimale Zufuhr von Vitamin B_3 (Nikotinsäure), Vitamin B_5 (Pantothensäure), Vitamin E, Karnitin und anderen Bestandteilen des Vitamin-Zell-Komplexes unerläßlich sind. Da diese Bestandteile untereinander zusammenwirken, ist ihre kombinierte Zufuhr in Form des Vitamin-Zell-Komplexes den Megadosen eines einzelnen Vitamins vorzuziehen. Im einzelnen wurden folgende Studien durchgeführt (die Namen der beteiligten Wissenschaftler stehen jeweils in Klammern):

- Vitamin C (Ginter, Harwood, Hemilä),
- Vitamin B_3 (Altschul, Carlson, Guraker, Lavie),
- Vitamin B_5 (Avogaro, Cherchi, Gaddi),
- Vitamin E (Beamish, Hermann),
- Karnitin (Opie).

Lipoprotein(a) – ein sekundärer Risikofaktor, aber zehnmal so gefährlich wie Cholesterin

Lipoprotein(a) ist ein durchaus nützlicher Stoff mit diversen Funktionen, zum Beispiel bei der Wundheilung – wenn die Arterienwände stabil sind. Sind sie jedoch instabil, wird Lipoprotein(a) zu einem Risikofaktor für Herz-Kreislauf-Erkrankungen, der zehnmal so bedeutend ist wie der Cholesterinspiegel. Was aber unterscheidet das Lipoprotein(a)-Molekül von anderen Fettmolekülen?
Cholesterin und Triglyceride schwimmen nicht im Blut wie Fettaugen in der Suppe. Sie sind vielmehr zusammengepackt in kleinen, runden Transportpartikeln, den Lipoproteinen (Fett-Eiweiße von Lipo = Fett, Protein = Eiweiß). Millionen dieser Lipoproteine zirkulieren ständig in unserem Körper. Bestbekannte Lipoproteinvertreter sind High Den-

sity Lipoprotein (HDL, »gutes Cholesterin«) und Low-Density Lipoprotein (LDL, »schlechtes Cholesterin«). Das meiste Cholesterin zirkuliert im Blut in Form von LDL-Partikeln. LDL ist das natürliche Transportmittel, das Cholesterin von der Leber, der Stoffwechselzentrale, zu den Zellen des Körpers bringt. Bis vor kurzem glaubte man daher, daß LDL der Hauptbestandteil der atherosklerotischen Ablagerungen und so der entscheidende Risikofaktor der Atherosklerose sei. Dieses Verständnis gilt jetzt als überholt.
Lipoprotein(a) ist ein LDL-Partikel mit einem zusätzlichen Eiweiß umschlungen, dem Apoprotein(a), oder kurz Apo(a). Apo(a) ist eines der klebrigsten Eiweiße des menschlichen Stoffwechsels.

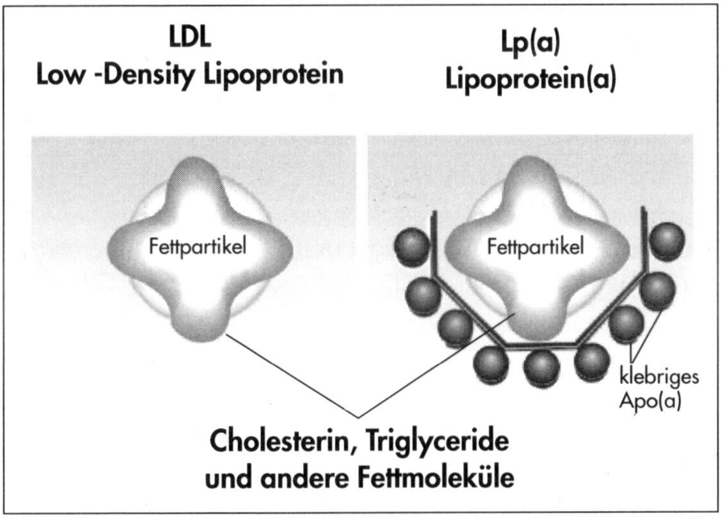

Was weiß die Medizin über Lipoprotein(a) (Lp(a)?

- Lp(a), nicht aber LDL, ist das bedeutendste Fettpartikel, das Cholesterin und andere Fette in der Arterienwand ablagert.

- Auf Grund seiner guten Klebeeigenschaften ist Lipoprotein(a) ein so wirksamer Reparaturstoff für die Gefäßwand, daß dort bei Vitaminmangel Millionen von Lipoprotein(a)-Partikeln abgelagert werden.
- Eine Auswertung der Framingham-Herzstudie, der größten Risikofaktorenuntersuchung der Welt, hat ergeben, daß Lipoprotein(a) ein zehn Mal größerer Risikofaktor für Herzinfarkte ist als Cholesterin oder LDL-Cholesterin.

Bei Vitaminmangel und instabiler Arterienwand gilt Lipoprotein(a) heute als wichtigster sekundärer Risikofaktor für

- Herzinfarkte,
- Schlaganfälle,
- Wiederverschluß der Koronararterien nach einer Koronarangioplastie (Ballonkatheter),
- Wiederverschluß der Bypass-Gefäße nach einer Bypass-Operation.

Der Lipoprotein(a)-Spiegel ist beim Menschen in erster Linie genetisch festgelegt. Lipoprotein(a) trägt, ebenso wie alle anderen sekundären Risikofaktoren, insbesondere dann zu einem erhöhten Herz-Kreislauf-Risiko bei, wenn die Gefäßwände durch chronischen Vitaminmangel instabil geworden sind. Dabei können die folgenden Lipoprotein(a)-Blutspiegel als Richtlinien dienen:

- < 20mg/dl: niedriges Risiko,
- 20–40mg/dl: mittleres Risiko,
- > 40mg/dl: hohes Risiko.

In klinischen Untersuchungen konnten bisher weder Diät noch fettsenkende Medikamente eine Senkung des Lipoprotein(a)-Spiegels bewirken. Die bislang einzigen Substanzen, die in der gewünschten Weise wirksam wurden, waren Vitamine. Professor Carlson konnte nachweisen, daß eine Gabe von 2 bis 4 Gramm Vitamin B_3 (Nikotinsäure) täglich den Lipoprotein(a)-Spiegel um bis zu 36 Prozent senkt. Bei der Einnahme solch großer Mengen Nikotinsäure kann es bei empfindlichen Patienten zu vorübergehenden Hautrötungen kommen. Die Dosis sollte daher langsam gesteigert werden.

Unsere eigenen Untersuchungen zeigten als vorläufiges Ergebnis, daß sich auch Vitamin C drosselnd auf die Produktion von Lipoprotein(a) auswirkt und zur Senkung eines erhöhten Lipoprotein(a)-Spiegels beitragen kann. Auch hier stabilisieren Vitamine einerseits die Arterienwand, und gleichzeitig senken sie die Konzentrationen von Reparatur- oder Risikofaktoren im Blut.

Zusammen mit meinen Kollegen an der Universität Hamburg führte ich Ende der achtziger Jahre die bisher umfangreichsten Untersuchungen zu diesem neuen Risikofaktor direkt in der Arterienwand durch. Diese Untersuchungen haben gezeigt, daß Lipoprotein(a)-Moleküle die entscheidenden Transportmittel sind, die Cholesterin und andere Blutfette in der Arterienwand ablagern. Lipoprotein(a) ist offensichtlich für die Reparatur der Gefäßwand so wesentlich, daß der Umfang der atherosklerotischen Ablagerungen, und damit die Schwere der Gefäßerkrankung, mit der Menge an Lipoprotein(a) synchron geht, das in der Arterienwand abgelagert wird.

Eine Verminderung des Lipoprotein(a)-Risikos läßt sich auf zwei Wegen erreichen – durch die Verringerung des Blutspiegels und durch die Reduzierung der Klebrigkeit:

- Senkung des Lipoprotein(a)-Blutspiegels (Vitamin B_3, möglicherweise Vitamin C)

- Verminderung der Klebrigkeit von Lipoprotein(a) (Lysin, Prolin)

Darüber hinaus gibt es einen interessanten Zusammenhang zwischen Lipoprotein(a) und Vitamin-C-Mangel: Die Entdeckung dieses Zusammenhangs war ausschlaggebend für mein Interesse an der Vitaminforschung. Lipoprotein(a) kommt fast nur beim Menschen und bei Lebewesen vor, die nicht in der Lage sind, körpereigenes Vitamin C zu produzieren. Dagegen findet sich bei Lebewesen, die ausreichend körpereigenes Vitamin C herstellen, kein Lipoprotein(a) im Stoffwechsel. Die Mehrzahl aller Lebewesen der Erde kann offensichtlich ganz auf dieses Reparaturmolekül verzichten, da ihr genügend körpereigenes Vitamin C zur Gewebestabilisierung und Gewebereparatur (Wundheilung) zur Verfügung steht. Umgekehrt stattete die Natur uns Menschen mit einem Ersatz-Reparatur-Molekül für die verlorengegangene Fähigkeit zur Vitamin-C-Produktion aus, dem Lipoprotein(a)-Molekül.

Das »Cholesterin«-Herzinfarkt-Weltbild ist überholt

Möglicherweise haben Sie sich bei der Lektüre bereits mehrfach gefragt, ob denn die ganze Presseberichterstattung zum Thema Cholesterin und Herzinfarktrisiko frei erfunden sei. Doch wie immer, wenn im Denken der Menschheit eine überholte wissenschaftliche Lehrmeinung durch neue Erkenntnisse ersetzt werden soll, müssen zunächst Unhaltbarkeit und Unlogik der überholten Lehrmeinung deutlich gemacht werden. Im Falle der Herz-Kreislauf-Erkrankungen postuliert die derzeit führende Lehrmeinung, daß hohe Cholesterinspiegel und hohe

Werte von anderen Risikofaktoren die Arterienwand schädigen und dadurch zu atherosklerotischen Ablagerungen führen. Dieses Modell ist zwar, wie unsere Untersuchungen nachgewiesen haben, aus verschiedenen Gründen nicht länger mit der Wirklichkeit vereinbar, aber mit vielfältigen und schwerwiegenden Wirtschaftsinteressen verbunden. Lassen Sie uns die Fakten zum Cholesterin-Marketing näher beleuchten.

In den siebziger Jahren beschloß die Weltgesundheitsorganisation (WHO), eine internationale Studie durchzuführen, um den Zusammenhang zwischen Cholesterinspiegel und Herzinfarktrisiko zu erforschen. Tausende von Probanden bekamen das Cholesterinspiegel senkende Medikament Clofibrat verabreicht. Diese internationale Studie mußte unvollendet abgebrochen werden, weil unter dem Einfluß dieses Cholesterinsenkers so viele Nebenwirkungen aufgetreten waren, daß die gesamte Studie gefährdet war.

Etwa zehn Jahre später wurde in den USA eine Studie an über 3800 Männern begonnen. Damit sollte nachgewiesen werden, daß das den Cholesterinspiegel senkende Medikament Cholestyramin das Herzinfarktrisiko zu senken vermochte. Testgruppe A nahm über mehrere Jahre täglich bis zu 24 Gramm (24 000 Milligramm) dieses Präparates ein, die Kontrollgruppe B dieselben Mengen eines Placebos (unwirksame Kontrollsubstanz). Das Studienergebnis war, daß aus der Testgruppe, die den Cholesterinsenker einnahm, etwa ebenso viele Menschen starben wie aus der Placebogruppe. Besonders häufig waren Unfälle und Selbstmorde.

Ungeachtet dieser Tatsache entschloß man sich, die Studie als Erfolg zu vermarkten. Die Tatsache, daß in der Testgruppe A etwas weniger Herz-Kreislauf-Symptome aufgetreten waren, wurde als Bestätigung der Cholesterin-Herzinfarkt-Hypothese groß vermarktet. Kaum jemand kümmerte sich um die tatsächlichen Todeszahlen dieser Studie.

Ende der achtziger Jahre kam eine neue Gruppe von Cholesterinspiegel senkenden Medikamenten auf den Markt, die die Produktion von Cholesterin im Körper hemmen. Bald stellte sich heraus, daß diese Medikamentengruppe nicht nur die körpereigene Cholesterinproduktion drosselt, sondern auch die Bildung anderer lebenswichtiger Substanzen im Körper, zum Beispiel von Ubiquinon (Coenzym Q-10). Professor Karl Folkers warnte in der Zeitschrift der amerikanischen Wissenschaftsakademie, den »Proceedings of the National Academy of Sciences«, vor möglichen schwerwiegenden Nebenwirkungen. Denn er hatte beobachtet, daß diese neuen Cholesterinsenker bei Patienten mit Herzmuskelschwäche zu einem deutlichen Abfall des Coenzym-Q-10-Spiegels im Körper und damit zu lebensbedrohlicher Herzinsuffizienz führen können.

Der Druck auf die Herstellerfirmen dieser Präparate nahm schlagartig zu, als meine Veröffentlichungen in den USA klarstellten, daß Tiere keinen Herzinfarkt kennen, weil sie genügend Vitamin C produzieren – und nicht etwa, weil sie cholesterinsenkende Medikamente einnehmen. Jetzt, da feststand, daß Herz-Kreislauf-Erkrankungen in erster Linie Vitaminmangelkrankheiten sind, wurde auch klar, daß der Milliardenmarkt für Cholesterinspiegelsenkende Medikamente Konkurrenz bekommen hatte. Wenn sich bei Millionen Menschen erst einmal die Erkenntnis durchsetzt, daß mit Vitaminen, also kostengünstigen Naturprodukten, eine wirksame Herzinfarkt-Prophylaxe möglich ist, wird der Umsatz an Cholesterinsenkern dramatisch zurückgehen. Vor diesem Hintergrund ist auch zu verstehen, daß derzeit jede Studie zur Wirksamkeit von Cholesterinsenkern mit einem Millionen-Werbeetat angepriesen wird. Dabei ähneln sich die Werbeargumente: Eine Senkung der Herzinfarktrate mit Hilfe des Medikaments wird dabei auf die Senkung des Cholesterinspiegels zurückgeführt, ohne daß dafür die Beweise erbracht werden. So ist zum Beispiel bekannt, daß einige der getesteten Medikamente das Wachstum der Muskelzellen in der Arterienwand beeinflussen und es daher unmöglich ist, den beobachteten Effekt auf die Cholesterinsenkung zurückzuführen.

»Krebserregung durch blutfettsenkende Medikamente« – mit dieser Schlagzeile alarmierte das offizielle amerikanische Ärzteblatt *Journal of the American Medical Association (JAMA)* am 3. Januar 1996 die Weltöffentlichkeit. Dr. Thomas Newman und Dr. Stephen Hulley von der Universität San Francisco deckten auf, daß alle potentiellen Cholesterinsenker, die derzeit auch Millionen Deutschen und Europäern verschrieben werden, potentiell krebserregend sind.

Dieser Ärzteblatt-Artikel rät denn auch unmißverständlich dazu, diese Medikamente möglichst zu meiden. Die Ärzte stellen auch die berechtigte Frage: Wie kann es sein, daß Medikamente vom Bundesgesundheitsamt zugelassen wurden, obwohl deren krebserregende Wirkung in zahlreichen Tierversuchen längst nachgewiesen war? Die erschreckende Antwort: Die Pharmahersteller hatten die krebserregende Wirkung dieser Cholesterinsenker gegenüber den Behörden heruntergespielt.

Während sich in den USA wegen des hohen Krebsrisikos bereits Tausende von Patienten weigern, Cholesterinsenker weiter einzunehmen, ist diese Gefahr in Deutschland und Europa bisher kaum bekannt oder wird möglicherweise auch verschwiegen. Dies wird sich jetzt ändern, und potentiell krebserregende Cholesterinsenker werden wohl bald ganz vom Markt genommen werden. Wichtig ist, daß

mit dem Vitamin-Zell-Komplex eine Alternative zur Verfügung steht, die nicht nur wirksam der Herz-Kreislauf-Erkrankung vorbeugt, sondern auch frei von Nebenwirkungen ist.
Es geht hier nicht darum, ein Präparat oder eine Firma anzuprangern. Hier soll nur der medizinischen Wahrheit zum Durchbruch verholfen werden. Und wer nun immer noch daran zweifelt, daß medizinische Weltbilder von Geschäftsinteressen geprägt sind, möge über die folgenden Tatsachen nachdenken.

Warum sind die Bären nicht ausgestorben?
Bären und Millionen anderer Winterschläfer weisen durchschnittliche Cholesterinspiegel von 400 mg/dl und darüber auf. Wären hohe Cholesterinspiegel tatsächlich die Ursache für Atherosklerose, Herzinfarkt und Schlaganfall, so wären Bären und Millionen anderer Tiere längst ausgestorben – ein Massensterben an Herzinfarkten. Der Grund, warum es Bären immer noch gibt, ist ganz einfach. Sie produzieren hohe Mengen an Vitamin C in ihrem Körper und stabilisieren damit ihre Arterienwände.
Die Tatsache, daß Bären bis heute nicht ausgestorben sind, beweist folgendes:

- Ein erhöhter Cholesterinspiegel ist nicht die Hauptursache der Atherosklerose.
- Die Stabilität der Arterienwand durch optimale Vitaminversorgung ist wichtiger als Cholesterin und andere sekundäre Risikofaktoren in der Blutbahn.
- Cholesterin und andere Stoffwechselmoleküle können nur dann zu Risikofaktoren werden, wenn die Arterienwände durch chronischen Vitaminmangel geschwächt sind.

5 Vitamin-Zell-Komplex gegen Bluthochdruck

Volkskrankheit Bluthochdruck

Über 10 Millionen Deutsche leiden unter erhöhtem Blutdruck; weltweit sind es mehrere hundert Millionen Menschen. Von allen Herz-Kreislauf-Problemen ist Bluthochdruck am weitesten verbreitet. Auch im Falle dieser Krankheit ist die epidemieartige Ausbreitung vor allem dadurch zu erklären, daß ihre wahren Ursachen bislang unvollständig oder gar nicht bekannt sind.

Die herkömmliche Medizin räumt durchaus ein, daß die Ursachen von Bluthochdruck in über 90 Prozent aller Fälle ungeklärt sind. Die Diagnose »essentieller« Bluthochdruck heißt im Klartext: Ursache unbekannt. Demzufolge beschränkte sich die herkömmliche Medizin auch weitgehend darauf, die Symptome der Bluthochdruckerkrankung zu behandeln: Betablocker, Diuretika und andere Bluthochdruck-Medikamente dienen dem Zweck, den Blutdruck zu senken. Die Ursache der Krankheit beseitigen sie nicht, da diese meist unbekannt bleibt.

Die moderne Zellular-Medizin bringt nun den Durchbruch bei Ursachenerforschung, Prävention und unterstützender Behandlung der Bluthochdruckkrankheit. Auch hier ist die Hauptursache ein chronischer Mangel an Vitamin-Zell-Komplex in Millionen Zellen der Arterienwände. Die Arterienwandzellen sind unter anderem für die

Produktion von Molekülen (Relaxing-Faktoren) verantwortlich, die zu einer Verminderung der Wandspannung führen. Durch eine verminderte Wandspannung der Arterienwände vergrößert sich der Innendurchmesser der Arterien, und diese Fähigkeit hilft, den Blutdruck zu normalisieren.

Die natürliche Aminosäure Arginin, Vitamin C und andere Bestandteile des Vitamin-Zell-Komplexes tragen zur optimalen Verfügbarkeit dieser Arterienwand-»Relaxing«-Faktoren bei. Ein chronischer Mangel an Vitamin-Zell-Komplex führt zu einer erhöhten Arterienwandspannung, Wandverdickung und zu Bluthochdruck.

Der Vitamin-Zell-Komplex umfaßt eine Auswahl von Vitaminen und anderen essentiellen Nahrungsergänzungsstoffen, die zum einen beitragen, Bluthochdruckkrankheiten zu verhindern, und zum anderen, bereits bestehenden Bluthochdruck zu normalisieren.

Wissenschaftliche Untersuchungen und klinische Studien haben den besonderen Nutzen von Vitamin C, Magnesium, Coenzym Q-10, Arginin und anderen Bestandteilen des Vitamin-Zell-Komplexes für die Senkung von erhöhtem Blutdruck bereits dokumentiert.

Meine Empfehlungen für Patienten mit Bluthochdruck: Beginnen Sie so bald wie möglich mit dem Vitamin-Zell-Komplex-Programm und informieren Sie Ihren Arzt oder Ihre Ärztin. Nehmen Sie den Vitamin-Zell-Komplex zusätzlich zu den Ihnen verordneten Medikamenten. Sie selbst sollten keine Medikamente abändern oder absetzen. Beraten Sie sich immer erst mit Ihrem Arzt oder Ihrer Ärztin.

Es wurde bereits mehrfach hervorgehoben: Vorbeugung ist besser als Behandlung. Der Erfolg des Vitamin-Zell-Komplex-Programms bei Patienten mit Bluthochdruck beruht darauf, daß Millionen von Arterienwandzellen fehlender

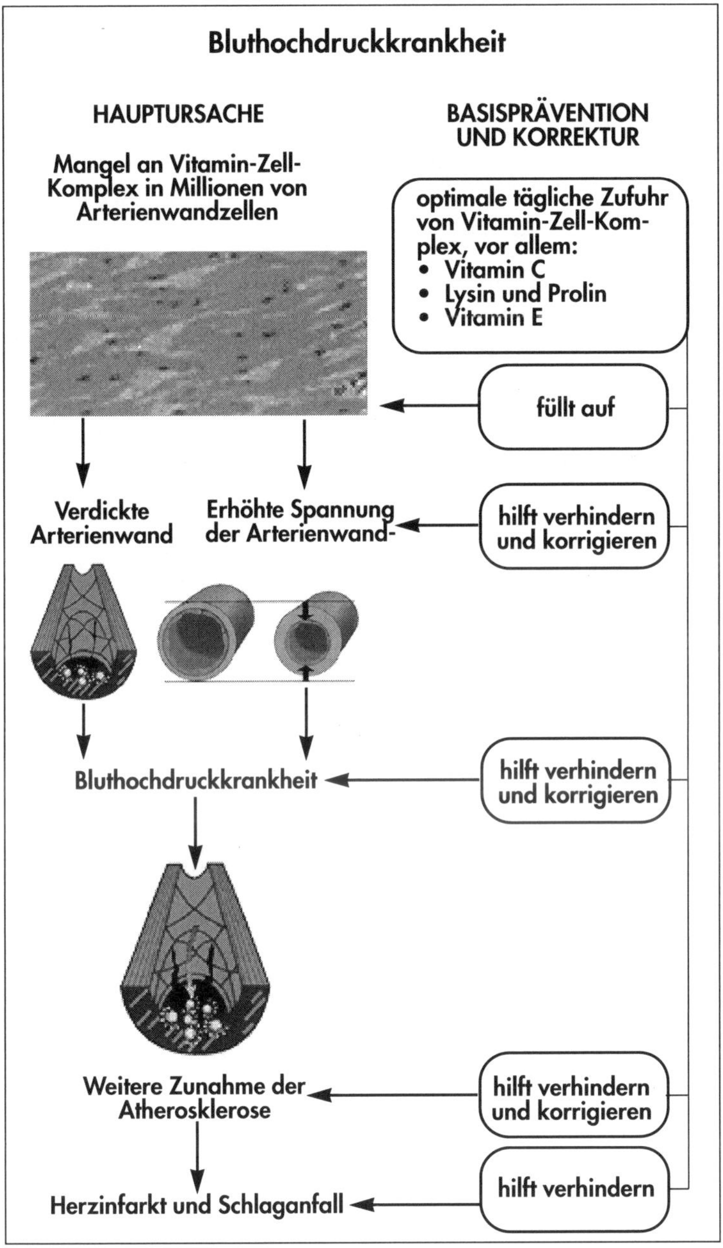
Bluthochdruckkrankheit
HAUPTURSACHE
BASISPRÄVENTION UND KORREKTUR
Mangel an Vitamin-Zell-Komplex in Millionen von Arterienwandzellen
optimale tägliche Zufuhr von Vitamin-Zell-Komplex, vor allem:
• Vitamin C
• Lysin und Prolin
• Vitamin E
füllt auf
Verdickte Arterienwand
Erhöhte Spannung der Arterienwand-
hilft verhindern und korrigieren
Bluthochdruckkrankheit
hilft verhindern und korrigieren
Weitere Zunahme der Atherosklerose
hilft verhindern und korrigieren
Herzinfarkt und Schlaganfall
hilft verhindern

Zellbrennstoff für eine optimale Funktion zugeführt wird. Ein Herz-Kreislauf-Programm, das auf natürliche Weise dazu beiträgt, einen gesundheitlichen Mangelzustand wie Bluthochdruck dauerhaft zu korrigieren, ist natürlich auch Ihre beste Wahl, um diesem schwerwiegenden Gesundheitsproblem erfolgreich vorzubeugen und Bluthochdruck erst gar nicht entstehen zu lassen.

Zahlreiche schriftliche Bestätigungen von Patienten beweisen die Wirksamkeit des Vitamin-Zell-Komplex-Programms auch gegen Bluthochdruck. So schrieb ein noch junger Patient: »Seit meinem frühen Erwachsenenalter mußte ich wegen essentiellem Bluthochdruck blutdrucksenkende Medikamente einnehmen. Zwei Wochen, nachdem ich mit Ihrem Vitamin-Zell-Komplex begonnen hatte, fiel mein Blutdruck von 145 zu 90 beziehungsweise 150 zu 96 auf 130 zu 82.«

Ein Patient mittleren Alters mit einer langen Leidensgeschichte bestätigte eine wesentliche Besserung seines Zustandes binnen eines halben Jahres: »Ich bin 52 Jahre alt und leide seit 25 Jahren an Bluthochdruck. Im Laufe der Jahre war ich bei sechs verschiedenen Ärzten in Behandlung, und die unterschiedlichen Blutdruckmedikamente, die mir dafür verschrieben wurden, kann ich nicht mehr zählen. Das Beste, was die Ärzte mit einer Kombination verschiedener Medikamente je erreichten, war eine Blutdrucksenkung auf 135 zu 90.

Vergangenen Dezember begann ich mit Ihrem Vitamin-Zell-Komplex-Programm. In der ersten Januarwoche war mein Blutdruck auf 124 zu 82 gesunken. Ich fühlte mich auch besser und hatte mehr Energie. Daraufhin halbierte mein Arzt die blutdrucksenkenden Medikamente. Im Verlaufe der nächsten Monate fiel mein Blutdruck noch weiter und ist jetzt im Mai bei 120 zu 64.«

Diese beiden Beispiele stehen für zahlreiche Fälle, in denen es gelang, mit Hilfe des Vitamin-Zell-Komplex-Programms den Bluthochdruck an der Wurzel zu bekämpfen und die nur Symptome behandelnden blutdrucksenkenden Medikamente ganz oder wenigstens teilweise entbehrlich zu machen.

So wirkt der Vitamin-Zell-Komplex bei Bluthochdruck

Die Bestandteile des Vitamin-Zell-Komplexes helfen Patienten mit erhöhtem Blutdruck, diesen auf natürlichem Weg zu senken. Dies geschieht auf folgende Weise:

- Zum einen schützt der Vitamin-Zell-Komplex die Arterienwände und verhindert so das Entstehen und die Ausbreitung von atherosklerotischen Ablagerungen. Zum andern wirkt der Vitamin-Zell-Komplex dem Spasmus in den Arterienwänden entgegen. Die natürliche Aminosäure Arginin spaltet ein Molekül Stickoxid ab. Dieser Arterienwand-«Relaxing«-Faktor ist nur aus zwei Atomen aufgebaut, Stickstoff und Sauerstoff, hat aber eine durchgreifende Wirkung. Denn eine optimale Produktion dieser »Relaxing«-Faktoren setzt die Wandspannung der Arterien herab und senkt auf diese Weise den Blutdruck.
- Vitamin C steigert die Prostacyclin-Produktion (Molekül, das die Gefäßwand entspannt und auch die Viskosität des Blutes im optimalen Bereich hält).
- Magnesium, der Kalziumantagonist der Natur, greift regulierend in den Mineralhaushalt der Gefäßwandzellen ein, was ebenfalls die Wandspannung vermindert. Auf diese Weise trägt auch Magnesium zur Normalisierung von erhöhtem Blutdruck bei.

Diese wissenschaftlichen Fakten zeigen, wie wichtig eine Kombination der im Vitamin-Zell-Komplex enthaltenen Naturstoffe zur Vorbeugung und unterstützenden Behandlung der Bluthochdruckkrankheit ist.

Klinische Studien

In zahlreichen klinischen Untersuchungen wurde bereits gezeigt, daß verschiedene Bestandteile des Vitamin-Zell-Komplexes in der Lage sind, erhöhten Blutdruck zu normalisieren. Nebenwirkungen traten bei diesen Naturprodukten praktisch nicht auf. Insbesondere wurde nicht beobachtet, daß der Blutdruck dabei zu stark absinkt und damit zu Schwindel und anderen Problemen führt. Diese »überschießende« Therapie ist eine nicht seltene und gefürchtete Nebenwirkung beim Gebrauch von blutdrucksenkenden Medikamenten. Der Vitamin-Zell-Komplex hat also eine sanft regulierende und normalisierende Wirkung auf den Blutdruck. Die folgende Tabelle gibt einen Überblick über die bisher durchgeführten Einzelstudien und nennt sowohl deren Ergebnisse als auch den verantwortlichen Wissenschaftler:

Bestandteil des Vitamin-Zell-Komplexes	**Beobachtete Blutdrucksenkung**	**Referenz (siehe Anhang)**
Vitamin C	um 5 – 10 Prozent	McCarron
Coenzym Q-10	um 10 – 15 Prozent	Digiesi
Magnesium	um 10 – 15 Prozent	Turlapaty, Widman
Arginin	über10 Prozent	Korbut

6 Herzinsuffizienz – die tödliche Gefahr

Gibt es eine Alternative zur Herztransplantation?

Millionen Menschen in Deutschland und Europa leiden derzeit an Herzinsuffizienz mit Atemnot, Ödemen und schwerer Erschöpfung. In einigen Fällen ist die Herzinsuffizienz Folge eines Herzinfarktes, in vielen Fällen dagegen, wie bei der Kardiomyopathie, tritt die Herzschwäche meist ohne jeglichen erkennbaren Grund auf.

Weltweit leiden derzeit über 15 Millionen Menschen an Herzinsuffizienz, und ihre Zahl hat sich in den letzten Jahrzehnten verdreifacht. Die dramatische Ausbreitung kann auch hier nur damit erklärt werden, daß die Hauptursachen dieser Erkrankung bislang gar nicht oder nur mangelhaft bekannt waren.

Die herkömmliche Medizin beschränkt sich daher auch im wesentlichen darauf, die Symptome der Herzinsuffizienz zu behandeln. So werden unter anderem Entwässerungsmedikamente (Diuretika) verordnet, um das Wasser auszuschwemmen, das sich auf Grund der verminderten Pumpleistung des Herzens im Körper von Herzinsuffizienzpatienten ansammelt.

Das bislang unzureichende Verständnis über die Ursachen der Herzinsuffizienz erklärt auch die schlechte Prognose dieser Erkrankung. Fünf Jahre, nachdem die Diagnose Herzinsuffizienz gestellt wurde, sind nur noch 50 Prozent

der Patienten am Leben. Für viele Herzinsuffizienzpatienten ist eine Herztransplantation die letzte Hoffnung, doch die meisten Patienten sterben, ohne je die Chance für eine solche Operation zu erhalten.
Die moderne Zellular-Medizin bringt auch hier einen entscheidenden Durchbruch bei Ursachenforschung, Prävention und Behandlung. Herzinsuffizienz wird häufig unmittelbar verursacht oder zumindest verschlimmert durch einen Mangel an Vitamin-Zell-Komplex in den Herzmuskelzellen. Millionen dieser Herzmuskelzellen müssen reibungslos zusammenwirken, damit eine optimale Kontraktion und Pumpfunktion des Herzmuskels und damit eine gute Blutzirkulation im Körper möglich werden. Ein Mangel an Vitamin-Zell-Komplex in Millionen dieser Herzmuskelzellen reduziert deren Funktionsfähigkeit, schwächt damit die Pumpfunktion des Herzens und führt zu einer unzureichenden Versorgung des Körpers mit Sauerstoff und Nährstoffen. Die Folge sind, wie bereits festgestellt, Kurzatmigkeit, Ödeme und rasche körperliche Erschöpfung.
Der Vitamin-Zell-Komplex umfaßt eine Auswahl von Vitaminen und anderen essentiellen Nahrungsergänzungsstoffen, die dazu beitragen können, eine Leistungsschwäche des Herzens zu verhindern und bereits bestehende Herzinsuffizienz zu korrigieren.
Wissenschaftliche Untersuchungen und klinische Studien haben den besonderen Nutzen von Karnitin, Coenzym Q-10 und anderen wichtigen Bestandteilen des Vitamin-Zell-Komplexes zur Verbesserung der Herzmuskelzellfunktion und der Pumpfunktion des Herzens bereits nachgewiesen. Patienten mit Herzinsuffizienz sollten in Abstimmung mit ihrem Arzt sofort mit dem Vitamin-Zell-Komplex-Programm beginnen. Nehmen Sie den Vitamin-Zell-Komplex zusätzlich zu den Ihnen verordneten Medikamenten und

Herzinsuffizienz (Herzschwäche)

HAUPTURSACHE

Mangel an Vitamin-Zell-Komplex in Millionen von Herzmuskelzellen

BASISPRÄVENTION UND KORREKTUR

optimale tägliche Zufuhr von Vitamin-Zell-Komplex, vor allem:
- Vitamin C
- Lysin und Prolin
- Vitamin E

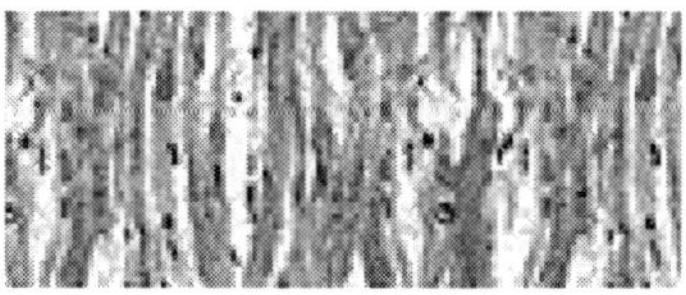

füllt auf

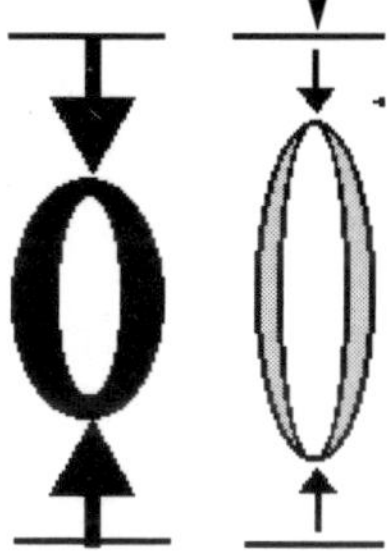

zu schwache Kontraktion von Millionen Herzmuskelzellen ← hilft verhindern und korrigieren

Normale Funktion

Mangelfunktion ← hilft verhindern und korrigieren

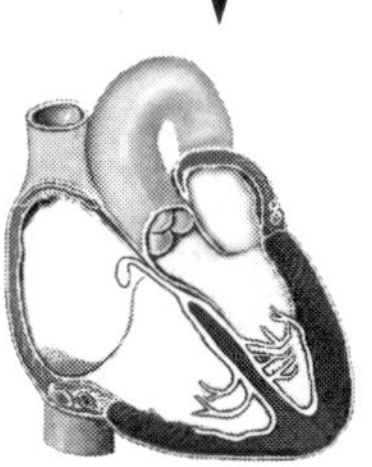

zu schwache Pumpfunktion des Herzens ← hilft verhindern und korrigieren

Herzinsuffizienz, (Kurzatmigkeit, Ödeme, Leistungsschwäche) ← hilft verhindern und korrigieren

informieren Sie den behandelnden Arzt. Die Wirkung des Vitamin-Zell-Komplex-Programms bei Herzinsuffizienzpatienten basiert auf der Erfahrung, daß sich viele Funktionen des Herz-Kreislauf-Systems wieder ganz oder weitgehend normalisieren, wenn ein bestehender Mangel an Zellbrennstoffen in den Herzmuskelzellen ausgeglichen wird. Ein Herz-Kreislauf-Programm, das in der Lage ist, auf natürliche Weise diesen Mangelzustand zu korrigieren, ist natürlich auch bei Herzinsuffizienz beste Wahl, um manche Transplantation zu vermeiden.

In den USA konnten bereits zahlreiche Fälle von Herzinsuffizienz durch das Vitamin-Zell-Komplex-Programm wesentlich gebessert werden. So wurde mir von einer alten Dame berichtet, der ihr Arzt nach der Diagnose bereits geraten hatte, ihre Angelegenheiten zu regeln, weil sich ihr Zustand weiter verschlechtern würde und sie bald nicht mehr für sich selbst sorgen könne. Ihre Lungen hatten Wasser eingelagert, sie mußte im Sitzen schlafen (um Luft zu bekommen), ihre Beine waren angeschwollen, und sie konnte kaum gehen.

Im Februar begann sie mit ihrem Vitamin-Zell-Komplex-Programm, und innerhalb von drei Wochen ging es ihr so gut, daß sie abends ausgehen konnte, ihre Haare richten lassen konnte und sich um den Verkauf ihres Hauses kümmern konnte. Sie ist jetzt in ein schönes Altenheim umgezogen und geht wieder überall hin, wo der Bus sie hinbringt.

Ein Mann mittleren Alters (46 Jahre), der nach einer Medikamentenunverträglichkeitsreaktion sechs Jahre lang an Herzinsuffizienz gelitten hatte, ist nach kurzer Behandlung mit dem Vitamin-Zell-Komplex weitgehend beschwerdefrei: »Seit ich Ihrem Vitamin-Zell-Komplex-Programm folge«, schrieb er mir, »nehme ich nur noch einen Betablocker zusätzlich ein; alle anderen Medikamente konnten inzwischen abgesetzt werden. Ich bin jetzt nur noch gelegentlich müde und lege mich dann einfach eine Weile hin. Auch leide ich jetzt nicht mehr an Kurzatmigkeit und ich kann mich unterhalten, ohne nach Luft schnappen zu müssen. Die Ödeme, die Lungenstauung und das Herzrasen sind verschwunden.«

Auch hier stehen die angeführten Beispiele nur stellvertretend für viele.

Der bislang spektakulärste Fall ist wohl der folgende. Ich habe den Patienten selbst besucht und nach Konsultation des behandelnden Arztes den nachstehenden Bericht verfaßt:

»Der Patient ist Unternehmer im 5. Lebensjahrzehnt. Vor drei Jahren mußte er wegen des plötzlichen Auftretens einer schweren Herzmuskelschwäche (Kardiomyopathie) seinen Beruf aufgeben. Die Herzmuskelschwäche führte zu einer ständigen Abnahme der Pumpleistung seines Herzens und zu einer Erweiterung der Herzkammern. Er war meist zu schwach, um Treppen zu steigen, und manchmal mußte er sogar ein Trinkglas mit beiden Händen halten. Wegen der fortschreitenden Herzschwäche und der ungünstigen Prognose riet ihm der behandelnde Kardiologe zu einer Herztransplantation: ›Sie brauchen ein neues Herz‹.

Zu diesem Zeitpunkt begann der Patient mit dem Vitamin-Zell-Komplex-Programm. Seine körperliche Kraft nahm allmählich zu. Bald konnte er wieder regelmäßig seinen beruflichen Verpflichtungen nachgehen und auch wieder radfahren. Bei einer Kontrolluntersuchung nach zwei Monaten stellte der behandelnde Kardiologe eine Abnahme der Herzgröße fest – ein weiteres Zeichen dafür, daß sich der Herzmuskel erholte. Einen Monat später war der Patient bereits wieder im Flugzeug unterwegs auf Geschäftsreise.«

In Zukunft wird dieser Patient kein Einzelfall bleiben. Derzeit werden allein in Deutschland etwa 500 Herztransplantationen im Jahr durchgeführt, die Mehrzahl davon wegen Herzinsuffizienz. Der Vitamin-Zell-Komplex und die Zellular-Medizin können diesen schwerkranken Patienten eine völlig neue Lebensperspektive eröffnen. In vielen Fällen wird dann eine Herztransplantation aufgeschoben oder es wird möglicherweise ganz darauf verzichtet werden können.

Erfolgreiche klinische Studien mit Bestandteilen des Vitamin-Zell-Komplex-Programms bei Herzinsuffizienzpatienten

In einer klinischen Pilotstudie haben wir die Wirkung des Vitamin-Zell-Komplexes auf die Herzleistung und die körperliche Leistungsfähigkeit von Herzinsuffizienzpatienten objektiv getestet. In dieser Pilotstudie wurden sechs Patienten mit Herzmuskelschwäche im Alter von 40 bis 66 Jahren untersucht. Vor Beginn des Vitamin-Zell-Komplex-Programms wurde mit Hilfe einer Ultraschalluntersuchung des Herzens (Echokardiographie) die Pumpleistung (Blutauswurfleistung) des Herzmuskels gemessen. Zusätzlich wurde die körperliche Leistungsgrenze mit einem Fahrradergometer dokumentiert. Dann nahmen die Patienten zusätzlich zu ihren konventionellen Medikamenten den Vitamin-Zell-Komplex ein.
Zwei Monate später wurden echokardiographische und Ergometrie-Kontrolluntersuchungen durchgeführt. Zu diesem Zeitpunkt hatten sich mit dem Vitamin-Zell-Komplex die Pumpleistung des Herzens und die körperliche Leistungsfähigkeit im Durchschnitt um zwanzig Prozent verbessert. Diese Ergebnisse sind um so bemerkenswerter, als

mit herkömmlichen Medikamenten nicht einmal halb so gute Ergebnisse erzielt werden.

Die Folgen einer unvollständigen Behandlung bei Herzinsuffizienz

Wegen des unvollständigen Wissens über die Ursachen der Herzinsuffizienz in der herkömmlichen Medizin ist auch die Behandlung dieses Leidens nach wie vor meist völlig unzureichend.
Wie wir heute wissen, wird die Herzinsuffizienz in vielen Fällen durch einen chronischen Mangel an Vitamin-Zell-Komplex in den Millionen von Herzmuskelzellen verursacht. Dies führt zu einer verminderten Pumpleistung des Herzens, zu einem relativ niedrigen Blutdruck und zur Unterversorgung von Organen. Dies hat unter anderem

Klinische Pilotstudie mit Vitamin-Zell-Komplex

Innerhalb von 2 Monaten konnte die Herzpumpfunktion um 20 Prozent verbessert werden.

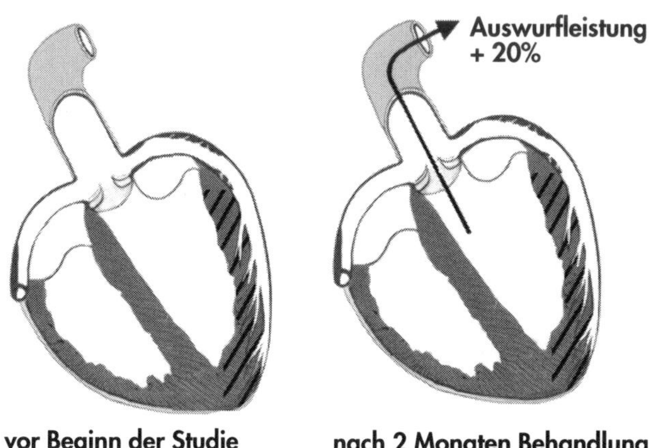

vor Beginn der Studie | **nach 2 Monaten Behandlung mit Vitamin-Zell-Komplex**

Folgen für die Nierenfunktion, deren Aufgabe es ist, überflüssiges Wasser aus dem Körpergewebe in den Urin zu filtern.
Diese Filterfunktion der Nieren ist abhängig von einem optimalen Blutdruck. Ist der Blutdruck zu niedrig, was bei Herzinsuffizienzpatienten meist der Fall ist, wird zu wenig Wasser ausgefiltert, und es kommt zur Wasseransammlung im Körper. Um das überflüssige Wasser aus dem Körper auszuscheiden, verschreibt der Arzt in der Regel Entwässerungstabletten (Diuretika).
Und hier beginnt ein verhängnisvoller Kreislauf in der konventionellen Behandlung: Diuretika schwemmen nämlich nicht nur Wasser aus dem Körper, sondern auch einen Großteil der wasserlöslichen Vitamine, wozu insbesondere Vitamin C, die B-Vitamine sowie wichtige Mineralien und Spurenelemente zählen. Da Vitaminmangel aber bereits die Hauptursache der Herzinsuffizienz ist, wird durch die Diuretikatherapie die Krankheitsursache noch verschärft. Jetzt wird auch verständlich, warum die Prognose der Herzinsuffizienz bislang so ungünstig ist und warum nur jeder zweite Patient mit diagnostizierter Herzinsuffizienz länger als fünf Jahre überlebt. Die Lösung des Problems liegt natürlich nicht im Weglassen der Diuretika, sondern in deren Ergänzung durch das Vitamin-Zell-Komplex-Programm.
Als Herzinsuffizienzpatient sollten Sie so bald wie möglich mit Ihrem Arzt oder Ihrer Ärztin über die medizinischen Erkenntnisse dieses Buches sprechen. Ein verantwortungsbewußter Arzt wird diese Informationen sofort nützen und Sie bei dem Vitamin-Zell-Komplex-Programm unterstützen.

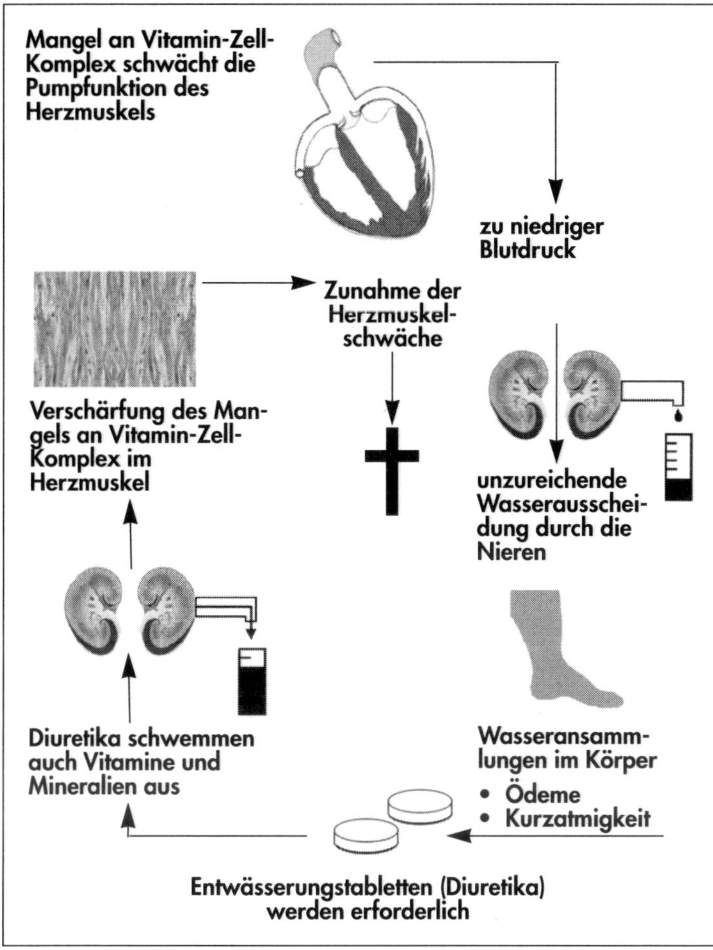

Die konventionelle Behandlung der Herzinsuffizienz mit Diuretika verschärft noch die eigentlichen Ursachen der Krankheit. Eine solche Behandlung ohne begleitende Therapie mit dem Vitamin-Zell-Komplex ist ein ärztlicher Kunstfehler.

Weitere klinische Tests

Die Wirksamkeit einiger Bestandteile des Vitamin-Zell-Komplexes bei Herzinsuffizienzpatienten konnte bereits in zahlreichen klinischen Studien nachgewiesen werden. Verbesserte Pumpleistung des Herzens, verbesserte körperliche Leistungsfähigkeit und eine deutlich verlängerte Lebenserwartung wurden dabei festgestellt. Die umfangreichsten Untersuchungen fanden dabei mit Coenzym Q-10 und Karnitin statt, jenen Energieträger-Molekülen in den Kraftwerken (Mitochondrien) der Zellen. Die Professoren Langsjoen, Folkers und ihre Kollegen von der Universität Austin in Texas kamen zu dem Ergebnis, daß von Herzinsuffizienzpatienten, die Coenzym Q-10 zusätzlich zu ihren üblichen Medikamenten einnahmen, nach drei Jahren noch 75 Prozent am Leben waren, während von den Patienten, die nur ihre üblichen Medikamente und kein Coenzym Q-10 bekamen, nach drei Jahren nur 25 Prozent überlebt hatten. Damit verdankte also jeder zweite Patient der Zufuhr von Coenzym Q-10 das Leben.
Der Vitamin-Zell-Komplex umfaßt neben Coenzym Q-10 und Karnitin noch zahlreiche weitere für einen optimalen Zellenergiestoffwechsel unerläßliche Naturstoffe. Dies erklärt auch den eindrucksvollen Erfolg unserer klinischen Pilotstudie mit dem Vitamin-Zell-Komplex. Hier die wichtigsten klinischen Studien mit Bestandteilen des Vitamin-Zell-Komplexes mit den Namen der federführenden Wissenschaftler:

- Coenzym Q-10 (Dr. Folkers),
- Coenzym Q-10 (Dr. Langsjoen),
- Karnitin (Dr. Ghidini).

7 Herzrhythmusstörungen (Arrhythmie)

Mangel an Vitaminen und Mineralien kann Herzrhythmusstörungen verursachen

Über 10 Millionen Menschen in Europa leiden derzeit an Herzrhythmusstörungen. Damit gehört auch dieses Leiden in die Reihe jener Herz-Kreislauf-Erkrankungen, die sich in beängstigender Weise in den Industrieländern ausbreiten. Herzrhythmusstörungen werden verursacht durch eine Störung der für den Herzschlag verantwortlichen elektrischen Impulse. In einigen Fällen sind diese Störungen der elektrischen Impulse im Herzen Folgen eines geschädigten Herzmuskelbezirks, zum Beispiel nach einem Herzinfarkt. In den meisten Fällen blieben allerdings bisher die Ursachen von Herzrhythmusstörungen unbekannt. Arrhythmien mit unbekannter Ursache sind so häufig, daß dafür ein eigener Diagnosebegriff geprägt wurde: »Paroxysmale Arrhythmie«.

Die herkömmliche Medizin beschränkt sich auch bei diesem Leiden im wesentlichen darauf, die Symptome der Herzrhythmusstörungen zu behandeln. So werden unter anderem Betablocker, Kalzium-Antagonisten und andere »Antiarrhythmika« verordnet. Herzrhythmusstörungen, die mit langen Pausen zwischen den Herzschlägen einhergehen, erfordern oft die Implantation eines Herzschrittmachers.

In anderen Fällen wird versucht, Herzmuskelgewebe, das

unkoordinierte Reize aussendet, im Verlauf einer Katheteruntersuchung zu »veröden« und damit als Störzentrum auszuschalten.
Die Zellular-Medizin hat erkannt, daß auch Herzrhythmusstörungen vielfach auf Mangelerscheinungen in den die elektrischen Impulse auslösenden Herzmuskelzellen beruhen. Ein Mangel an Vitamin-Zell-Komplex in den Millionen »elektrischer« Herzmuskelzellen kann zu erheblichen Störungen in der Reizbildung oder Reizleitung im Herzen führen. Die Folge davon sind Herzrhythmusstörungen.
Der Vitamin-Zell-Komplex beinhaltet in seiner breiten Auswahl von Vitaminen und anderen essentiellen Nahrungsergänzungsstoffen auch einige Substanzen, die dazu beitragen können, Herzrhythmusstörungen zu verhindern und bereits bestehende Arrhythmien zu korrigieren.
Wissenschaftliche Untersuchungen und klinische Studien haben den besonderen Nutzen von Magnesium, Karnitin, Coenzym Q-10 und anderen wichtigen Bestandteilen des Vitamin-Zell-Komplexes zur Verhinderung von Herzrhythmusstörungen und zur Normalisierung eines unregelmäßigen Herzrhythmus bereits gezeigt.
Wenn Sie unter Herzrhythmusstörungen leiden, sollten Sie in jedem Fall einen Versuch mit dem Vitamin-Zell-Komplex unternehmen. Sprechen Sie sich mit Ihrem behandelnden Arzt ab und verändern Sie keinesfalls eigenmächtig die Ihnen verordnete Therapie. Wenn Ihre Herzrhythmusstörungen tatsächlich durch einen Mangel an Zellnährstoffen in den Impulszellen des Herzens verursacht sind, wird sich nach verhältnismäßig kurzer Zeit eine Besserung einstellen. Der Erfolg des Vitamin-Zell-Komplex-Programms bei Patienten mit Herzrhythmusstörungen basiert darauf, daß ein Mangel an Zellbrennstoffen in den elektrischen Herzmuskelzellen behoben wird. Ein

Herzrhythmusstörungen

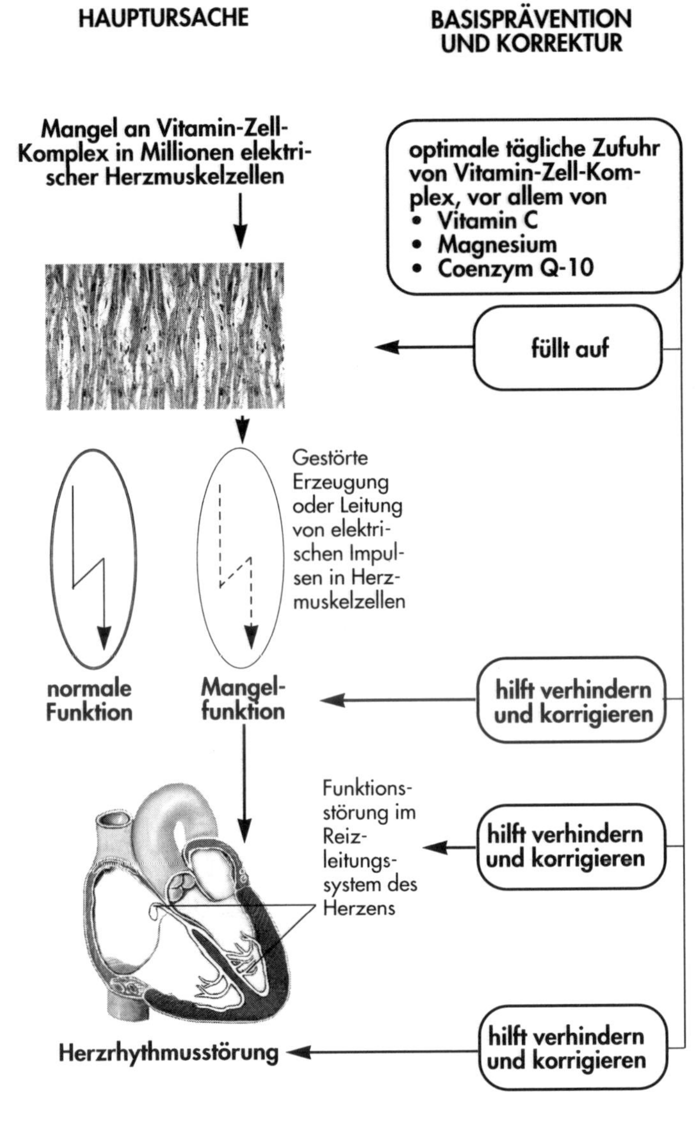

Herz-Kreislauf-Programm, das in der Lage ist, auf natürliche Weise einen Mangelzustand wie Herzrhythmusstörungen zu korrigieren, ist natürlich auch Ihre beste Wahl, um diesem Problem erfolgreich vorzubeugen und Herzrhythmusstörungen erst gar nicht entstehen zu lassen.
In den USA hat sich das Vitamin-Zell-Komplex-Programm bei Herzrhythmusstörungen längst bewährt, und viele Patienten haben mir in Dankschreiben über die erstaunlich rasche und durchgreifende Wirkung berichtet. So schrieb ein Patient: »Innerhalb weniger Tage hörte das Herzrasen auf, und ich habe seither nie wieder einen lauten oder unregelmäßigen Herzschlag verspürt. Es grenzt fast an ein Wunder…«
Ein 65jähriger berichtete begeistert: »Seit ich Ihrem Vitamin-Zell-Komplex-Programm folge, fühle ich mich insgesamt sehr viel besser. Zwei Dinge sind besonders bemerkenswert: Ich wache jetzt nicht mehr länger nachts mit Herzrasen und unregelmäßigem Herzschlag auf. Auch leide ich bei körperlicher Anstrengung nicht mehr an Atemnot. Ich habe sogar wieder damit begonnen zu joggen.«
Eine Dame, die auch noch an Bluthochdruck gelitten hatte, kann besonders eindrucksvolle Erfolge aufweisen. Sie schrieb mir:
»Ich bin 60 Jahre alt und habe meine Bluthochdruckkrankheit über die vergangenen 20 Jahre mit den verschiedensten Medikamenten bekämpft. In der Regel halfen diese eine Weile, dann wurden sie unwirksam und ich bekam Probleme. Im Februar dieses Jahres traten längere Episoden von Herzrasen auf, und ich erhielt zusätzliche Medikamente.
Im März wurde ich dann auf Ihr Vitamin-Zell-Komplex-Programm aufmerksam. Obwohl ich zunächst skeptisch war, entschloß ich mich, es auszuprobieren. Ich habe eben mit der dritten Monatspackung des Vitamin-Zell-Komple-

xes begonnen. Meine Blutdruckmedikamente konnte ich bereits um ein Drittel verringern. Das Herzrasen hat dramatisch abgenommen, sowohl in Dauer als auch Ausprägung. Wenn jetzt noch ein Anfall auftritt, ist dieser kaum wahrnehmbar. Auch meine Fußknöchel sind am Abend weniger angeschwollen. Als mein Arzt meine jüngsten Blutwerte kontrollierte, sagte er: ›Ihre Werte sind so gut, sie könnten von jemandem sein, der halb so alt ist wie Sie‹.«

Zusätzlich zu diesen Patientenberichten gibt es zahlreiche klinische Studien, in denen bestimmte Bestandteile des Vitamin-Zell-Komplexes erfolgreich bei Patienten mit Herzrhythmusstörungen getestet wurden. So haben Dr. England und Dr. Turlapaty die günstige Wirkung von Magnesium nachgewiesen. Das gleiche gelang Dr. Rizzon mit Karnitin.

8 Blutzuckerkrankheit (Diabetes)

Der Vitamin-Zell-Komplex zur Vorbeugung und unterstützenden Therapie

Millionen von Europäern leiden an einer diabetischen Stoffwechselstörung. Allein in Deutschland gibt es rund eine Million Diabetiker. Ähnlich wie die Herz-Kreislauf-Erkrankungen zählt Diabetes damit zu den Volkskrankheiten unserer Zeit.

Diabetes wird in der Regel in zwei Typen unterteilt: die angeborene Form (Typ I) und die erworbene Form (Typ II); letztere ist häufiger und tritt im Erwachsenenalter auf. Diabetes vom Typ I wird in der Regel verursacht durch eine angeborene Mangelproduktion von Insulin in den Zellen der Bauchspeicheldrüse. Dagegen sind die »Auslöser« der diabetischen Stoffwechselentgleisung bei Erwachsenen bisher kaum oder gar nicht bekannt, was auch der Hauptgrund für die rapide Ausbreitung dieser Erkrankung ist.

Die herkömmliche Medizin beschränkt sich im wesentlichen darauf, die Symptome der Diabeteskrankheit zu behandeln, indem zum Beispiel der Blutzuckerspiegel gesenkt wird. Tatsache ist jedoch, daß Herz-Kreislauf-Erkrankungen auch bei Diabetespatienten entstehen, deren Blutzucker gut »eingestellt« ist. Das Senken des Blutzuckers ist daher eine zwar notwendige, aber offensichtlich unvollständige Behandlung des Diabetes. Ohne Bekämpfung der auslösenden Faktoren ist eine zufriedenstellende Therapie, die nicht nur Symptome kuriert, nicht denkbar.

Wiederum ist es die Zellular-Medizin, die einen entscheidenden Durchbruch bei Ursachenforschung, Prävention und unterstützender Behandlung des Erwachsenendiabetes bringt. Es scheint in der Tat, als werde eine große Zahl der sogenannten »Zivilisationskrankheiten« – jener Krankheiten also, die gehäuft in Industrieländern auftreten, durch einen chronischen Mangel an essentiellen Nährstoffen ausgelöst. Dies gilt auch für den Diabetes. Bei Patienten mit Erwachsenen-Diabetes kommt es zu einer Unterversorgung an Vitamin-Zell-Komplex in den Zellen der insulinproduzierenden Bauchspeicheldrüse. Diese Unterversorgung geht einher mit einem chronischen Nährstoffmangel in den Arterienwänden und anderen Organen. Auf der Basis einer angeborenen Stoffwechselstörung kann chronischer Mangel an Vitamin-Zell-Komplex eine diabetische Stoffwechselentgleisung und damit die Diabeteserkrankung auslösen.

Der Vitamin-Zell-Komplex umfaßt eine Auswahl von Vitaminen und anderen essentiellen Nahrungsergänzungsstoffen, die dazu beitragen können, eine diabetische Stoffwechselentgleisung zu verhindern und bei Diabetespatienten die Stoffwechselsituation zu normalisieren sowie deren Herz-Kreislauf-Risiko zu vermindern.

Wissenschaftliche Untersuchungen und klinische Studien haben den besonderen Nutzen von Vitamin C, Vitamin E, dem Spurenelement Chrom und anderen wichtigen Bestandteilen des Vitamin-Zell-Komplexes zur Verhinderung von Diabetes und zur Normalisierung einer schon bestehenden diabetischen Stoffwechsellage wiederholt nachgewiesen.

Deshalb gilt auch für Diabetespatienten: Beginnen Sie sobald wie möglich mit dem Vitamin-Zell-Komplex-Programm. Nehmen Sie den Vitamin-Zell-Komplex zusätzlich zu den Ihnen verordneten Medikamenten. Stimmen Sie sich dabei unbedingt mit Ihrem behandelnden Arzt ab. Denn da man mit größeren Mengen an Vitamin C Insulin einsparen kann, sollten Sie zu Beginn des Programms häufigere Blutzuckerkontrollen durchführen lassen, um Unterzuckerung zu vermeiden. Unter keinen Umständen sollten Sie selbst Art und Dosierung Ihrer Diabetestherapie abändern oder Medikamente absetzen.

Der Erfolg des Vitamin-Zell-Komplex-Programms bei Diabetikern basiert darauf, daß ein Mangel an Zellbrennstoffen in den Zellen der insulinproduzierenden Bauchspeicheldrüse, der Leber sowie den Blutgefäßwänden gleichzeitig behoben wird. Damit wird nicht nur eine laufende Diabetes-Therapie wirkungsvoll unterstützt, sondern auch den häufigen und gefürchteten diabetischen Herz-Kreislauf-Komplikationen erfolgreich vorgebeugt.

Diese Schlußfolgerungen klingen auf den ersten Blick recht theoretisch. Warum sollen Stoffe, die gegen Kreislauferkrankungen wirksam sind, auch bei Diabetes helfen? Die Ergebnisse der Zellular-Medizin sind jedoch eindeutig. Sie weisen darauf hin, daß ein großer Teil der heute in den Industrieländern so verbreiteten »Zivilisationskrankheiten« auf einen chronischen Mangel an Zell-Nährstoffen zurückzuführen ist. Dieser Mangel resultiert aus den Ernährungsgewohnheiten der Zeit und muß durch regelmäßige Gaben von Vitamin-Zell-Komplex ausgeglichen werden. Tatsächlich beweisen zahlreiche Schreiben von Patienten, daß diese Therapie auch bei Diabetes sehr erfolgreich anzuwenden ist. So schrieb mir eine junge Frau: »... Seit drei Monaten folge ich Ihrem Vitamin-Zell-Komplex-Programm. Ich bin 29 Jahre alt und leide an Diabetes Typ II. Seit ich Ihrem Programm folge, hat sich mein Blutzuckerspiegel auf 100 mg/dl normalisiert, selbst wenn ich

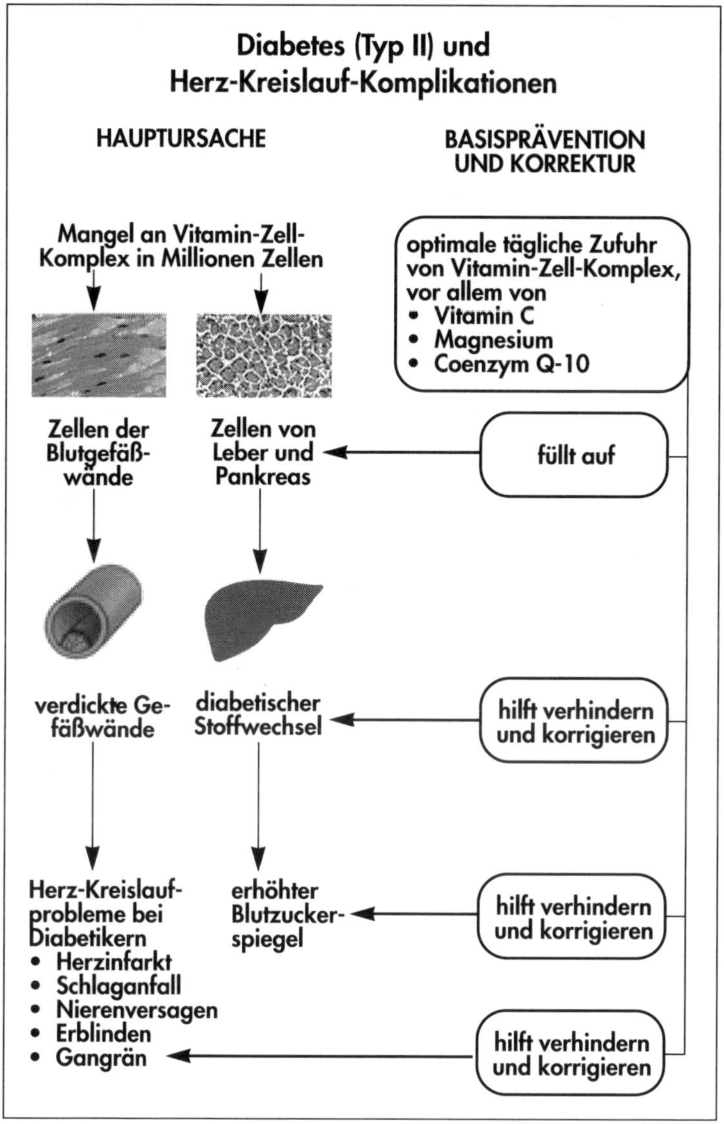

Bei Diabetes kann der Vitamin-Zell-Komplex sowohl die Wurzel der Erkrankung günstig beeinflussen als auch deren Folgeschäden vorbeugen.

unter Streß bin, was zuvor meinen Blutzuckerspiegel immer erhöhte.
Ihr Vitaminprogramm und ein bis zwei Gramm Vitamin C extra haben meine früheren Beschwerden beseitigt, wie zum Beispiel Schwächezustände bei niedrigem Blutzuckerspiegel oder Schmerzen in der rechten Seite und schmerzhaftes Wasserlassen bei zu hohem Blutzuckerspiegel.«

Schon sehr weit fortgeschritten waren die diabetesbedingten Durchblutungsstörungen bei einer Geschäftsfrau, der ebenfalls geholfen werden konnte. Sie schreibt:

»Seit vielen Jahren leide ich an Diabetes und diabetischer Neuropathie. Meine Zehen waren dunkelblau-violett verfärbt, und ich hatte kein Gefühl mehr darin. Die Prognose war schlecht: Wenn sich dieser Zustand nicht verbesserte, würde ich meine Zehen oder gar Füße verlieren.

Ich war auf der Suche nach einer Behandlung, die mir helfen könnte, als ich von Ihrem Vitamin-Zell-Komplex erfuhr. Nachdem ich Ihrem Vitaminprogramm etwa eine Woche lang gefolgt war, verloren meine Zehen ihre dunkle Farbe und nahmen eine hellbraune Farbe an. Auch wuchsen wieder Haare an meinen Beinen, was mir zeigte, daß die Haarfollikel wieder durchblutet wurden.

Am Ende der dritten Woche begannen meine Beine zu schmerzen. Ich sprach mit Ärzten darüber, die mir Mut machten, weiterzumachen; denn offensichtlich regenerierten sich die Nervenenden wieder. Ist es nicht großartig, daß ich nach vielen Jahren jetzt endlich wieder ein Gefühl in meinen Beinen habe.

Ich beginne gerade den dritten Monat mit Ihrem Vitamin-Zell-Komplex-Programm und ich kann jetzt wieder die Innenseite meiner Schuhe spüren. Ich freue mich darauf, endlich wieder schöne Schuhe zu tragen statt wattierter Wanderschuhe. Wichtiger jedoch als jeder Schönheitsaspekt ist die Tatsache, daß ich beinahe meine Füße verloren hätte.«

Eine wesentliche Besserung stellte sich auch bei einem Patienten mittleren Alters ein, der sowohl unter Diabetes als auch unter einer Herz-Kreislauf-Erkrankung litt. Er schrieb mir: »Vor 20 Jahren wurde ich mit Diabetes diagnostiziert und vor 10 Jahren wurde wegen schwerer Angina pectoris eine Fünffach-Bypass-Operation durchgeführt, um einem Herzinfarkt vorzubeugen. Bis vor etwa einem Jahr war mein Blutzucker mit Medikamenten und einer Diabetesdiät gut eingestellt. Dann stieg mein Blutzucker plötzlich auf 260 mg/dl an. Die Werte blieben auch erhöht, was meinen Arzt veranlaßte, meine Medikamentendosis zu erhöhen.

Seit zwei Monaten folge ich nun Ihrem Vitamin-Zell-Komplex-Programm, und seit zwei Wochen spüre ich eine deutliche Steigerung meiner körperlichen Leistungsfähigkeit. Ich schaffe jetzt viel mehr während des Tages und bin auch abends länger auf. Und stellen Sie sich vor, kürzlich ging ich abends wieder mit meiner Frau zum Tanzen, genauso wie vor 20 Jahren!

Außer Ihrem Vitamin-Zell-Komplex-Programm hat sich nicht das geringste an meinen Lebensgewohnheiten geändert.«

Diabetes – Gefahr für das Herz-Kreislauf-System

Diabetes ist eine besonders heimtückische Stoffwechselkrankheit. Herz-Kreislauf-Komplikationen, verursacht durch eine Verengung oder den Verschluß von Blutgefäßen, können sich beim Diabetiker buchstäblich überall im Verlauf der Gefäßpipeline ereignen. Besonders häufige Komplikationen sind:

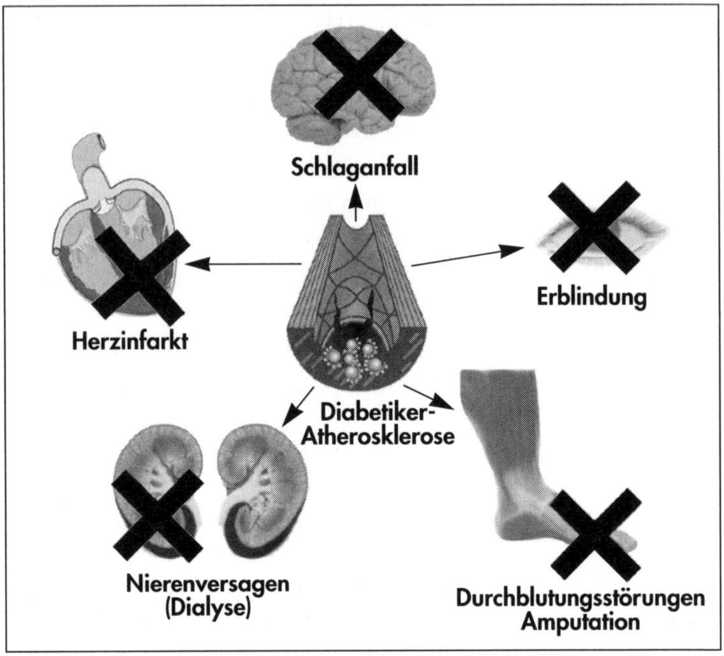

Selbst ein gut eingestellter Diabetes verursacht Langzeitschäden, die zu Komplikationen im Herz-Kreislauf-System führen können.

- Blindheit, verursacht durch einen Verschluß der Augenarterien,
- Nierenausfall durch einen Verschluß der Nierengefäße, was eine dauerhafte Dialysebehandlung erforderlich machen kann,
- Verschluß der Bein- und Fußarterien, was zum Absterben von Gewebe (Gangrän) führt und oft eine Amputation des betroffenen Gliedes erforderlich macht,
- Herzinfarkte durch den Verschluß der Koronararterien,
- Schlaganfälle durch den Verschluß der Arterien, die das Gehirn mit Blut versorgen.

Wie entsteht die diabetische Herz-Kreislauf-Krankheit?
Der Schlüssel zum Verständnis der diabetischen Gefäßkomplikationen ist auf der Ebene der kleinsten Bausteine unseres Körpers, der Moleküle zu finden. Zuckermoleküle und die Vitamin-C-Moleküle sehen einander zum Verwechseln ähnlich, was auch tatsächlich zu einer Verwechslung im Stoffwechsel führen kann.
Um diese Vorgänge zu verstehen, sollten Sie sich die Abbildung auf der folgenden Seite ansehen. Die linke Spalte zeigt die Situation im Stoffwechsel eines Gesunden. Die Barrierezellen der Gefäßwand (Endothelzellen) enthalten zahlreiche kleine biologische Pumpen, die darauf spezialisiert sind, Zucker und gleichzeitig Vitamin C von der Blutbahn in die Blutgefäßwand zu befördern. Beim Gesunden transportieren diese Pumpen eine optimale Menge Vitamin C und Zuckermoleküle.
Die zweite Spalte zeigt die Situation bei Diabetespatienten. Die hohen Blutzuckerspiegel führen zu einer Überladung der Zellwandpumpen mit Zuckermolekülen und gleichzeitig zu einer Verdrängung der Vitamin-C-Moleküle. Diese Molekülverwechslung hat bei Diabetikern gravierende Folgen: Zum einen kommt es zu einer Zuckeransammlung in den Endothelzellen und in der Blutgefäßwand insgesamt; zum anderen erhält die Gefäßwand nicht genügend Vitamin C. Die Folge ist eine krankhafte Verdickung der Gefäßwände in ihrer gesamten Länge, nicht nur im Bereich der Koronararterien. Dies erklärt die häufigen Gefäßkomplikationen in den verschiedensten Organen bei Diabetespatienten.
Die dritte Spalte zeigt die entscheidende Maßnahme, um Gefäßkomplikationen bei Diabetikern effektiv zu verhindern. Die tägliche Zufuhr von Vitamin-Zell-Komplex und einige Gramm Vitamin C zusätzlich tragen dazu bei, das Gleichgewicht zwischen Vitamin- und Zuckerstoffwechsel

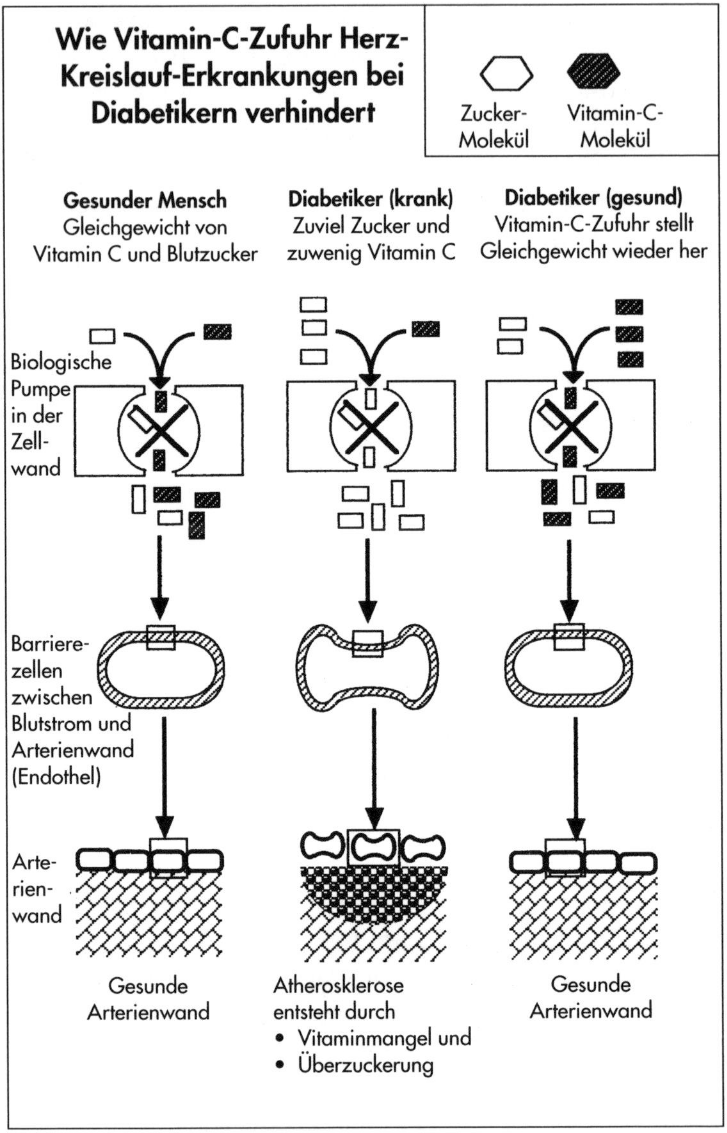
Wie Vitamin-C-Zufuhr Herz-Kreislauf-Erkrankungen bei Diabetikern verhindert
Zucker-Molekül
Vitamin-C-Molekül
Gesunder Mensch
Gleichgewicht von Vitamin C und Blutzucker
Diabetiker (krank)
Zuviel Zucker und zuwenig Vitamin C
Diabetiker (gesund)
Vitamin-C-Zufuhr stellt Gleichgewicht wieder her
Biologische Pumpe in der Zell-wand
Barriere-zellen zwischen Blutstrom und Arterienwand (Endothel)
Arte-rien-wand
Gesunde Arterienwand
Atherosklerose entsteht durch
• Vitaminmangel und
• Überzuckerung
Gesunde Arterienwand

wiederherzustellen. Eine optimale Vitaminversorgung des Organismus dürfte bald weltweit zur Basisbehandlung der diabetischen Stoffwechselkrankheit werden.

Eine klinische Studie zeigt: Vitamin C senkt Blutzuckerspiegel und Insulinbedarf

Vitamin C ist für Diabetiker eine Art Lebenselixier. Klinische Studien zeigen, daß Vitamin C bei solchen Patienten dazu beiträgt, nicht nur die Gefäßkomplikationen zu vermeiden, sondern auch die diabetische Stoffwechselentgleisung selbst zu korrigieren.
Professor Pfleger und seine Kollegen von der Universität Wien veröffentlichten die Ergebnisse einer außerordentlich wichtigen klinischen Studie. Sie konnten zeigen, daß Diabetiker, die täglich zwischen 300 und 500 mg Vitamin C als Nahrungsergänzung zu sich nahmen, ihre Stoffwechsellage deutlich verbessern konnten. Die Blutzuckerspiegel wurden im Durchschnitt um 30 Prozent gesenkt, der tägliche Insulinbedarf um 27 Prozent, und Zuckerausscheidungen im Urin waren fast gar nicht mehr nachzuweisen.
Erstaunlich ist, daß diese Untersuchung bereits im Jahr 1937 in der medizinischen Fachzeitschrift »Wiener Archiv für Innere Medizin« veröffentlicht wurde. Unverständlicherweise geriet diese wichtige Studie in Vergessenheit, und weder Ärzte noch Patienten haben bisher die außerordentliche Wirkung von Vitamin C zur begleitenden Behandlung der Diabeteserkrankung genutzt.
Die Ergebnisse Professor Pflegers wurden inzwischen durch mehrere klinische Studien bestätigt. Die wichtigste wurde an der Stanford Universität im Kalifornischen Palo Alto durchgeführt. Sie ist auch insoweit bemerkenswert,

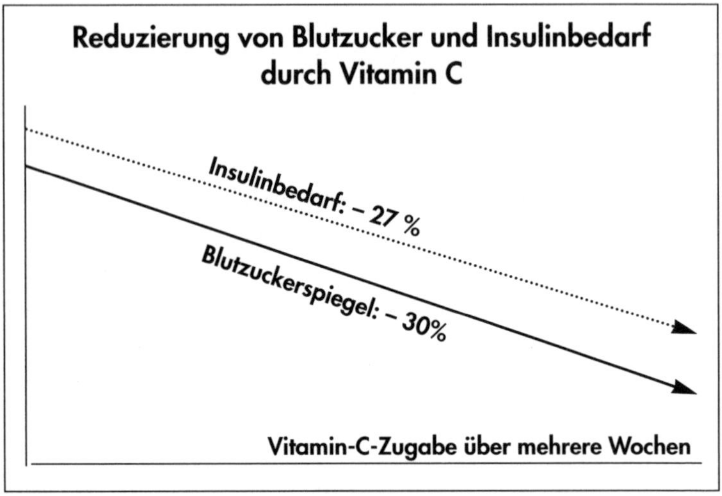

als der federführende Wissenschaftler, Dr. Dice, der die Untersuchung auch veröffentlichte, selbst Diabetiker war und sich täglich 32 Einheiten Insulin injizierte.

Bei seiner Untersuchung steigerte Dr. Dice die tägliche Vitamin-C-Dosis grammweise bis zu einer Tagesdosis von elf Gramm nach etwa drei Wochen Studiendauer. Um die Aufnahme im Körper zu verbessern, wurde die Tagesdosis Vitamin C in kleinen Portionen über den ganzen Tag verabreicht. Beim Erreichen einer Tagesdosis von elf Gramm Vitamin C war der Insulin-Tagesbedarf von 32 Einheiten auf fünf Einheiten gesunken. In dieser Studie führte also jedes zusätzliche Gramm Vitamin C zu einer Einsparung von 2,5 Einheiten Insulin.

Weitere klinische Studien

In weiteren klinischen Untersuchungen wurde nachgewiesen, daß verschiedene andere Bestandteile des Vitamin-Zell-Komplexes ebenfalls eine normalisierende Wirkung auf den Zuckerstoffwechsel ausüben. Zu den wichtigsten Untersuchungen gehören:

Fallstudie bei Diabetikern zeigt: Jedes zusätzliche Gramm Vitamin C spart 2,5 Einheiten Insulin

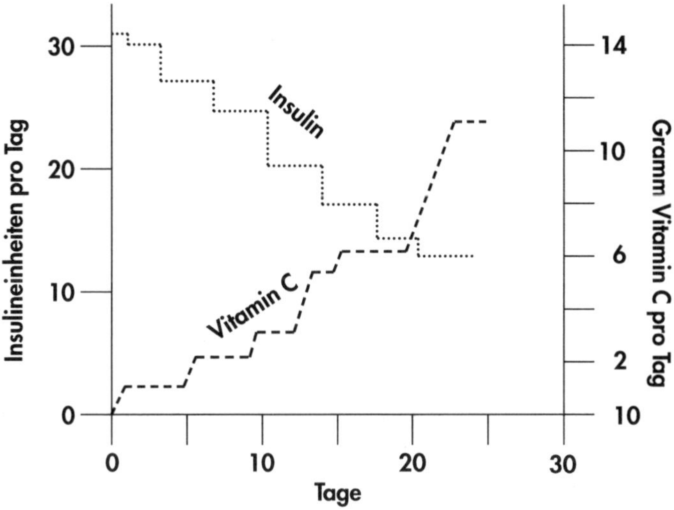

Bestandteile des Vitamin-Zell-Komplexes	Federführende Wissenschaftler
Vitamin C	Mann, Som, Stankova, Stepp
Vitamin E	Paolisso
Magnesium	McNair, Mather
Chrom	Liu, Riales

Als Diabetespatient sollten Sie baldmöglichst mit dem Vitamin-Zell-Komplex-Programm beginnen. Informieren Sie Ihren Arzt oder Ihre Ärztin darüber und bitten Sie um zusätzliche Blutzuckerkontrollen. Erlauben Sie Ihrem Stoffwechsel, sich auf die regelmäßigen Vitamingaben einzustellen. Nach zwei Wochen können Sie dann ein bis zwei

Gramm Vitamin C zusätzlich nehmen. Nach weiteren zwei Wochen steigern Sie die Vitamin-C-Einnahme auf vier bis fünf Gramm pro Tag (ein Teelöffel Vitamin-C-Pulver). Da reines Vitamin C die Magenschleimhäute reizen kann, verteilen Sie diese Menge auf mehrere kleine Portionen. Wichtig ist: was immer Sie tun, tun Sie es regelmäßig, denn Ihr Stoffwechsel stellt sich darauf ein!

Auch sollten Sie nicht vergessen, daß das wichtigste Ziel ist, Ihren Arterienwänden einen Basisschutz zu bieten. Es ist nicht das Ziel dieser Maßnahme, Ihre Insulintherapie vollständig zu ersetzen, was in vielen Fällen, insbesondere bei angeborenem Insulinmangel, nicht möglich sein wird. Die Empfehlungen dieses Buches können Ihnen aber dabei helfen, Ihren Arterienwänden auf natürlichem Wege einen wirksamen Basisschutz angedeihen zu lassen und auf diesem Wege die kritischen Auswirkungen des Diabetes auf das Herz-Kreislauf-System zu lindern oder sogar ganz zu vermeiden.

9 Angina pectoris

Wenn das Herz Alarm schlägt

Angina pectoris ist das typische Alarmsignal für Patienten, die atherosklerotische Ablagerungen in den Koronararterien entwickelt haben. Das Leiden äußert sich typischerweise als scharfer, stechender Schmerz hinter dem Brustbein, der oft ausstrahlt in den linken Arm. Da es viele untypische Formen der Angina pectoris gibt, rate ich Ihnen, bei unklaren Brustschmerzen stets einen Arzt aufzusuchen und dessen Empfehlungen zu folgen.
Der Vitamin-Zell-Komplex kann dabei zusätzlich helfen, weil er zu einer verbesserten Herzmuskeldurchblutung beiträgt. Verschiedene Bestandteile des Vitamin-Zell-Komplexes wirken dabei zusammen. Die wichtigsten Komponenten, die zur Verminderung von Angina-pectoris-Beschwerden beitragen, sind:

- Eine optimale Zufuhr von Vitamin C, Magnesium sowie der Aminosäure Arginin führt relativ rasch zu einer Verminderung der Wandspannung der Arterienwände und damit zur Erweiterung des Koronararteriendurchmessers. Dies hat zur Folge, daß sich die Herzmuskeldurchblutung verbessert und die Angina-pectoris-Beschwerden nachlassen.
- Karnitin, Coenzym Q-10, die Gruppe der B-Vitamine

sowie verschiedene Mineralien und Spurenelemente tragen relativ rasch zu einer verbesserten Funktion der Millionen Herzmuskelzellen bei und damit zu einer verbesserten Pumpleistung des Herzens. Dank der verbesserten Koronardurchblutung nehmen die Angina-pectoris-Beschwerden ebenfalls rasch ab.
- Langfristig trägt der Vitamin-Zell-Komplex zur Einleitung eines Heilungsprozesses der Koronararterienwände, zum Abbau von atherosklerotischen Ablagerungen und damit zu einer dauerhaften Optimierung der Herzmuskeldurchblutung bei.

Gerade bei Angina-pectoris-Beschwerden hat das Vitamin-Zell-Komplex-Programm seine Wirksamkeit bisher am eindrucksvollsten unter Beweis gestellt. Bei mehreren der bisher zu Wort gekommenen Patienten traten neben anderen Beschwerden ja auch Angina-pectoris-Symptome auf, die fast ausnahmslos durch Vitamin-Zell-Komplex gebessert oder gar geheilt werden konnten. Typischerweise bessern sich die Angina-pectoris-Beschwerden nach Beginn des Programms innerhalb eines Monats, um nach mehreren Monaten meist ganz zu verschwinden. Hier eine signifikante Patientenstimme:
»Vor einigen Monaten verspürte ich nach einer körperlichen Anstrengung Beschwerden im Bereich der linken Schulter und des linken Armes. Am nächsten Morgen zogen sich die Beschwerden bis zur Brustmitte. Ich erkannte, daß es sich um Angina-pectoris-Schmerzen handelte, und begab mich in ärztliche Behandlung. Obwohl ich beim Spazierengehen keine Angina-pectoris-Anfälle bekam, verspürte ich doch nach wie vor ein Brustengegefühl. Auch mußte ich wegen aufkommender Atemnot mein Tempo verlangsamen.
Erst als ich mit Ihrem Vitamin-Zell-Komplex-Programm be-

Drei Wege zur Verbesserung der Koronardurchblutung und zur Linderung von Angina-pectoris-Beschwerden

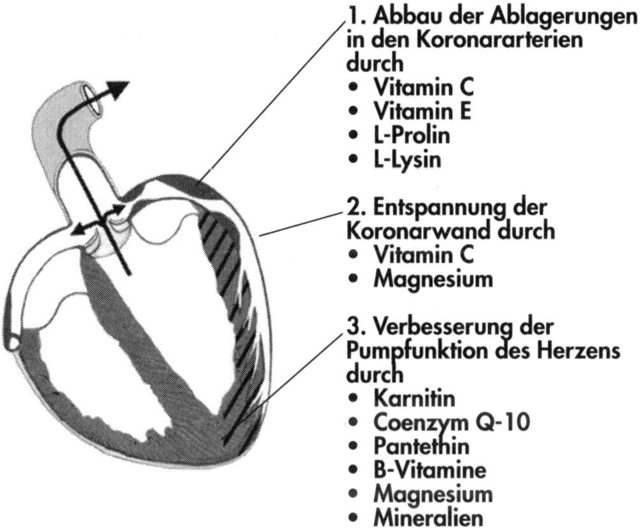

gonnen hatte, merkte ich einen Unterschied. Die zuvor bei körperlicher Anstrengung auftretenden Beschwerden verschwanden innerhalb eines Monats völlig. Gegenwärtig lege ich dreimal die Woche eine Strecke von über vier Kilometern bei raschem Tempo zurück und bin dabei völlig beschwerdefrei.«

Ein anderer Patient berichtet: »Seit mehreren Jahren litt ich an regelmäßigen Angina-Pactoris-Anfällen, die etwa alle drei Wochen auftraten. Seit drei Monaten folge ich nun Ihrem Vitamin-Zell-Komplex-Programm. In dieser Zeit habe ich nur einmal Beschwerden verspürt – ungefähr drei Wochen nach Beginn des Programms ...«

Sehr viel dramatischer stellt sich der folgende Fall dar:

»... Im Juni vergangenen Jahres wurde ich mit schweren

Brustschmerzen in ein Krankenhaus eingeliefert, wo Verengungen der Herzkranzgefäße und der Halsschlagadern festgestellt wurden. Von meiner Operation einen Monat später habe ich mich nicht mehr erholt. Ich war immer kurzatmig, müde, ohne Ausdauer.
Jetzt im Januar fand ich Ihr Buch in einem Reformhaus in Florida. Die Inhaberin empfahl mir, nicht nur das Buch zu lesen, sondern auch mit dem Vitamin-Zell-Komplex-Programm zu beginnen. Innerhalb von zwei Wochen habe ich meine körperliche Kraft und Energie wiedergewonnen, und ich bin auch nicht mehr kurzatmig. Ich habe auch eine Diät und eine Bewegungstherapie begonnen. Die rasche, fast an ein Wunder grenzende Genesung kann ich jedoch nur auf Ihr Vitamin-Zell-Komplex-Programm zurückführen.«
Auch im Falle der Angina pectoris wurde die Wirksamkeit einiger Bestandteile des Vitamin-Zell-Komplexes bereits mehrfach klinisch getestet. Die folgende Tabelle führt die wichtigsten dieser Tests mit den Namen der verantwortlichen Wissenschaftler auf:

Bestandteile des Vitamin-Zell-Komplexes	**Federführende Wissenschaftler (siehe Anhang)**
Vitamin C und E	Riemersma
Beta-Karotin	Riemersma
Karnitin	Ferrari, Opie, Rizzon
Coenzym Q-10	Folkers, Kamikawa
Magnesium	Iseri, Teo

10 Was tun nach einem Herzinfarkt?

Jeder dritte Infarkt endet tödlich

Wenn atherosklerotische Ablagerungen in den Koronararterien den Blutfluß zum Herzmuskel einschränken und damit zur Minderversorgung des Herzmuskelgewebes mit Sauerstoff und Nährstoffen führen, gehört der betreffende zur Herzinfarkt-Risikogruppe. Ein Infarkt ereignet sich, wenn die Koronararterie vollständig verstopft und der Blutfluß zu einem Teil des Herzmuskelgewebes vollständig unterbrochen wird. Als Folge eines Herzinfarktes sterben jene Millionen Herzmuskelzellen ab, die von der Sauerstoff- und Nährstoffversorgung gänzlich abgeschlossen sind. Die Lokalisation des Infarktes und die Größe des Infarktgebietes bestimmen die Folgen für Herzfunktion und die Überlebenschancen des Patienten.
Ein Herzinfarkt äußert sich in der Regel als fortdauernder, schwerer Angina-pectoris-Schmerz und erfordert den sofortigen Transport des Patienten in ein Krankenhaus. Je früher dort Erste-Hilfe-Maßnahmen eingeleitet werden können, desto eher können die Dauerschäden für den Herzmuskel begrenzt werden. Dabei kommt es auf jede Minute an.
Bei jedem dritten Herzinfarkt sind die Funktionsstörungen des Herzens durch den ausgefallenen Herzmuskelbezirk so schwer, daß das Herz als Motor ausfällt und der Patient

stirbt. Häufig treten Funktionsstörungen des Herzens hinsichtlich der Pumpleistung und des Herzschlages auf:
Atemnot, Ödeme und allgemeine Leistungsschwäche sind die Folge einer verminderten Pumpfunktion des Herzens, verursacht durch den Ausfall eines mehr oder weniger großen Herzmuskelbereichs.
Herzrhythmusstörungen treten immer dann auf, wenn das elektrische Reizleitungssystem des Herzens durch den Infarkt in Mitleidenschaft gezogen wurde.
Die Auswirkung eines Herzinfarkts auf den menschlichen Körper kann verglichen werden mit den Folgen, die der Ausfall eines Zylinders im Vierzylindermotor Ihres Wagens hat. In beiden Fällen ist die Leistung nach dem Ereignis stark eingeschränkt.

Besser leben nach dem Infarkt – mit dem Vitamin-Zell-Komplex

Auch ein Herzinfarkt, der bereits einige Zeit zurückliegt, erfordert regelmäßige Kontrolluntersuchungen durch den Hausarzt. Für alle Therapiemaßnahmen ist es wichtig zu wissen, daß sich Herzmuskelgewebe, das einmal abgestorben ist, nicht oder nur in Randbereichen regeneriert. Die herkömmliche medizinische Therapie beschränkt sich darauf, die entstandenen Probleme zu lindern.
Hier bietet die Zellular-Medizin eine wesentliche Verbesserung der Lebensqualität, die über das mit herkömmlichen Therapien Mögliche hinausgeht. Das Vitamin-Zell-Komplex-Programm hilft Patienten nach einem Herzinfarkt auf folgende Weise: Es trägt zunächst dazu bei, das weitere Fortschreiten der Atherosklerose in den Koronararterien aufzuhalten und damit einen weiteren Herzinfarkt

Die Folgen des Herzinfarkts

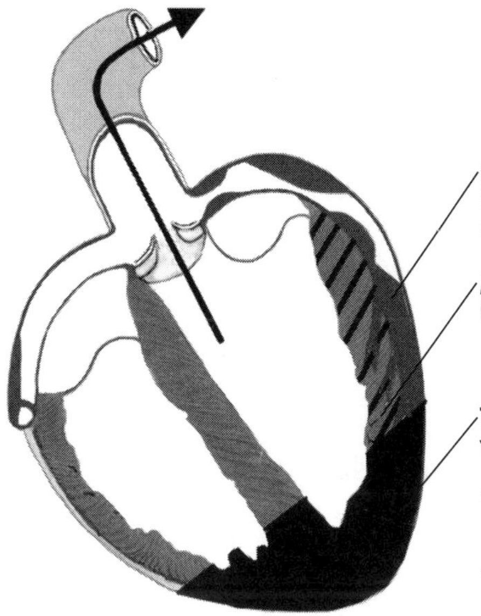

zu verhindern. Die wichtigsten Bestandteile des Vitamin-Zell-Komplexes, die dazu beitragen, sind Vitamin C, andere antioxidativ wirkende Vitamine sowie die Aminosäuren Lysin und Prolin.

Er optimiert weiterhin die Stoffwechselfunktion der Herzmuskelzellen, die nach dem Infarkt noch funktionsfähig geblieben sind. Die wichtigsten Bestandteile des Vitamin-Zell-Komplexes, die dazu beitragen, sind die Gruppe der B-Vitamine, Karnitin, Coenzym Q-10 sowie die Mineralien und Spurenelemente des Vitamin-Zell-Komplexes.

Es verwundert daher nicht, daß Herzinfarktpatienten, die dem Vitamin-Zell-Komplex-Programm folgen, über eine eindrucksvolle Besserung ihrer Lebensqualität berichten. So schreibt ein Patient:

»... Im Februar dieses Jahres erlitt ich einen Herzinfarkt. Im Juni begann ich mit Ihrem Vitamin-Zell-Komplex-Programm und habe seither viel mehr Energie und Vitalität. Die Angina-pectoris-Beschwerden haben ganz aufgehört. Besonders erfreulich ist, daß ich jetzt auch ohne Beschwerden rasch spazierengehen kann; auch die Hügel in unserer Nachbarschaft machen mir nichts mehr aus: kein Husten und Pusten und keine Verschnaufpausen mehr, wie dies zuvor der Fall war.«

Eindrucksvoller noch waren die Ergebnisse bei einem anderen Patienten, der allerdings nur einen leichten Infarkt erlitten hatte:

»... Im Januar verspürte ich erstmals Brustschmerzen, und im April teilte mir mein Arzt auf Grundlage eines EKGs mit, daß ich einen Herzinfarkt erlitten hatte.

Seit zwei Monaten folge ich Ihrem Vitamin-Zell-Komplex-Programm und einer Diät und ich habe jetzt keinerlei Brustschmerzen und keine Atemnot mehr – selbst wenn ich lange rasch gehe oder radfahre. Auch brauche ich jetzt keine Nitroglycerin-Tabletten mehr mitzunehmen, wenn ich radfahre oder spazierengehe. Ich fühle mich großartig und es passiert mir jetzt sogar, daß mich Leute ansprechen, wie gut ich aussehe.«

11 Koronarbypass-Operation – verbesserter Langzeiterfolg

Was ist eine Koronarbypass-Operation und welche Probleme können danach entstehen?

Eine Koronarbypass-Operation wird dann erforderlich, wenn eine oder mehrere der drei Koronararterien des Herzens schwere atherosklerotische Ablagerungen entwickelt haben, die den Blutfluß durch diese Arterien zu unterbrechen drohen. In dieser Situation ist eine Operation unvermeidbar, um dem vollständigen Verschluß einer Koronararterie und damit einem Herzinfarkt vorzubeugen. Um die Blutversorgung für das hinter der Verengung liegende Herzmuskelgewebe dauerhaft zu gewährleisten, wird durch die Operation ein Bypass geschaffen, der die atherosklerotische Verengung überbrückt. Dabei wird in der Regel eine Beinvene entnommen und als Bypass-Blutgefäß wieder eingepflanzt. Ein Ende des Bypass-Gefäßes wird an die Aorta »angeschlossen« und das andere Ende an das verengte Koronargefäß jenseits der atherosklerotischen Ablagerung. Die Abbildung auf der folgenden Seite gibt eine schematische Darstellung dieses Operationsverfahrens.
Ziel jeder Koronarbypass-Operation ist es, durch den Überbrückungskreislauf die optimale Blutversorgung des Herzens sicherzustellen, die Voraussetzung für eine reibungslose Funktion des Herzmuskels ist.
Ich werde oft gefragt, ob mit dem Zell-Vitamin-Komplex-

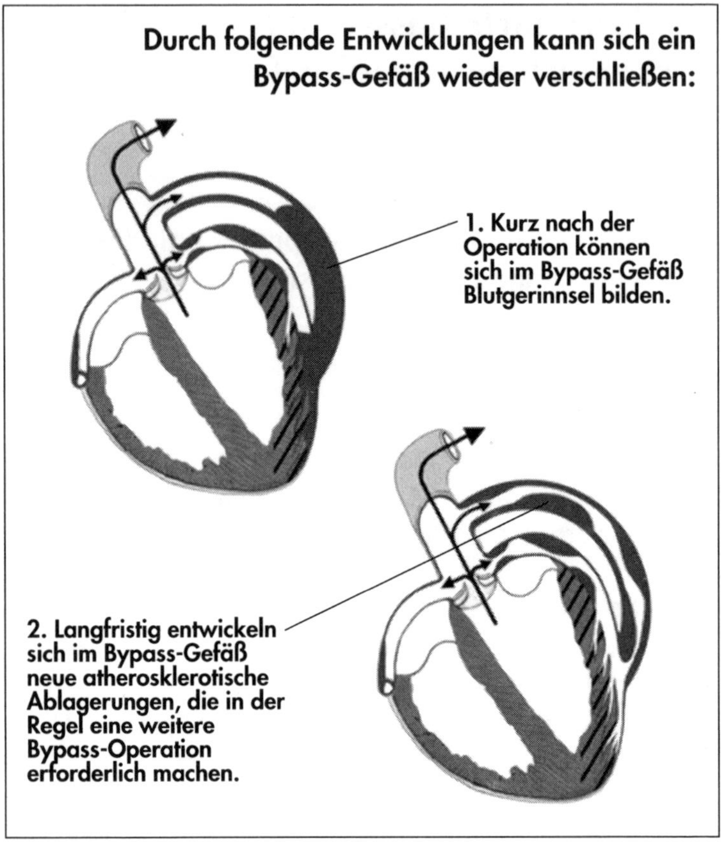

Programm eine erforderliche Bypass-Operation nicht vermieden werden kann. Nun, in vielen Fällen sind die atherosklerotischen Ablagerungen bereits so weit fortgeschritten, daß eine Bypass-Operation unumgänglich ist, um akute Lebensgefahr abzuwenden. Die Entscheidung liegt in jedem Fall bei Ihrem behandelnden Arzt. Aber auch wenn eine Bypass-Operation unerläßlich ist, sollten Sie unbedingt zusätzlich mit dem Vitamin-Zell-Komplex-Programm beginnen, um die Erfolgsrate zu verbessern und weiterem Schaden vorzubeugen.

Die Hauptprobleme nach einer Koronarbypass-Operation

Die Bypass-Operation hat kaum Einfluß auf das Fortschreiten der Atherosklerose. Sie beseitigt nur eine unmittelbar lebensbedrohende Folgeerscheinung dieser Krankheit. Zwei Faktoren können den langfristigen Erfolg einer Bypass-Operation gefährden: zum einen der Verschluß der Bypass-Gefäße durch Blutgerinnselbildung, zum anderen die Entwicklung von atherosklerotischen Ablagerungen in den neuen Bypass-Gefäßen.

Problem Nummer eins (kurz nach der Operation): In dem neu eingepflanzten Bypass-Gefäß kann sich, insbesondere im Bereich der Nahtstellen, ein Blutgerinnsel bilden, das den Blutfluß durch das Bypass-Gefäß unterbricht. Bleibt diese Komplikation unbehandelt, so entsteht eine Mangelversorgung des Herzmuskels wie vor der Operation. Die Bypass-Operation war dann umsonst.

Problem Nummer zwei (langfristig): Atherosklerotische Ablagerungen entwickeln sich innerhalb der Bypass-Gefäße. Dies geschieht in der Regel langsam, über mehrere Monate oder Jahre. Die herkömmlichen medizinischen Behandlungsmethoden sind nicht in der Lage, die Entwicklung von atherosklerotischen Ablagerungen in den neuen Bypass-Gefäßen zu verhindern. Deshalb müssen sich Bypass-Patienten im Durchschnitt nach spätestens zehn bis 15 Jahren einer erneuten Bypass-Operation unterziehen. Ziel ist es dann, einen weiteren Bypass zu konstruieren, um einen Umgehungskreislauf zu den inzwischen verstopften Bypass-Gefäßen der ersten Operation zu schaffen.

Die Tatsache, daß eine zweite Bypass-Operation die Regel ist und nicht etwa die Ausnahme, zeigt, daß die Ursache der Bypass-Atherosklerose bisher ebenfalls nur unzureichend bekannt war. Auch hier liegt der eigentliche Auslöser in den durch chronischen Vitaminmangel bedingten Gewebeschädigungen in der Arterienwand. Die bisher ungelöste Hauptaufgabe der medizinischen Nachsorge nach Bypass-Operationen besteht somit darin, den Aufbau weiterer atherosklerotischer Ablagerungen zu verhindern.

Der Vitamin-Zell-Komplex schützt vor einer zweiten Koronarbypass-Operation

Die Bestandteile des Vitamin-Zell-Komplexes begünstigen auf verschiedene Weise den langfristigen Erfolg einer Koronarbypass-Operation und verbessern gleichzeitig die Lebensqualität der Patienten.
Sollte eine Bypass-Operation für Sie unumgänglich sein, so rate ich Ihnen, bereits vor der Operation mit dem Vitamin-Zell-Komplex-Programm zu beginnen. Auf diese Weise stellen Sie sicher, daß schon während der Operation und danach die Zellen Ihres Herzens, Ihrer Blutgefäße, aber auch die Blutzellen selbst mit dem Vitamin-Zell-Komplex gesättigt sind. Der Vitamin-Zell-Komplex trägt auf folgende Weise dazu bei, den Erfolg einer Koronarbypass-Operation zu optimieren.

- Durch verbesserte Heilung der Operationswunde. Vitamin C ist unerläßlich für eine optimale Kollagenneubildung und für die Heilung der Operationswunde. Mindestens 1 bis 2 Gramm Vitamin C pro Tag sollte routinemäßig vor und nach der Operation gegeben werden.
- Durch die Verhinderung von Blutgerinnselbildung in den Bypass-Gefäßen. Vitamin C, Vitamin E und Beta-Karotin tragen dazu bei, das Blut optimal viskos zu halten und damit der Gerinnselbildung vorzubeugen. Un-

tersuchungen haben gezeigt, daß diese Vitamine nicht nur die Gerinnungsneigung vermindern, sondern auch die Auflösung bereits bestehender Blutgerinnsel fördern können. Patienten, die Marcumar oder andere »Blutverdünner« einnehmen, sollten daher zu Beginn des Vitamin-Zell-Komplex-Programms ihre Blutgerinnungswerte öfter kontrollieren lassen.

- Durch die Verhinderung von Atheroskleroseentstehung in den neuen Bypass-Gefäßen und Verhinderung des weiteren Fortschreitens der Atherosklerose in den anderen Koronararterien. Als Bypass-Gefäße werden üblicherweise Venen verwendet. Wie wir bereits wissen, gibt es normalerweise keine »Venensklerose«, weil der niedrige Blutdruck innerhalb der Venen nicht ausreicht, um Risse und Läsionen in der Venenwand zu erzeugen, selbst wenn diese durch Vitaminmangel geschwächt ist. Durch eine Bypass-Operation wird eine (Bein-)Vene zur (Herzkranz-) Arterie gemacht und dem relativ hohen arteriellen Blutdruck unterworfen. In einer vitaminverarmten und geschwächten Bypass-Venenwand kommt es jetzt zu Rissen, Läsionen und zu atherosklerotischen Ablagerungen.

Die Entwicklung atherosklerotischer Plaques in den Bypass-Venen unterscheidet sich kaum von der Atherosklerose in den Koronararterien selbst. Auch die Bypass-Atherosklerose wird in erster Linie durch einen chronischen Mangel an den Bestandteilen des Vitamin-Zell-Komplexes verursacht. Zahlreiche Aussagen von Patienten dokumentieren auch hier, daß das Vitamin-Zell-Komplex-Programm wesentlich dazu beitragen kann, einen dauerhaften Erfolg von Bypass-Operationen zu gewährleisten und dem Patienten wieder zu annähernd voller Leistungsfähigkeit zu verhelfen. So schrieb mir ein Patient mittleren Alters:

»… Ich bin 54 Jahre alt und hatte vor fünf Jahren eine Bypass-Operation, bei der ich fünf Bypässe erhielt. Ich nahm verschiedene Medikamente zu mir. Vor einem Jahr begann ich dann mit Ihrem Vitamin-Zell-Komplex-Programm und meine Laborwerte haben sich seither verbessert: … Mir geht es sehr gut, und ich habe viel Energie. Mein Kardiologe sagte mir kürzlich, daß er kein erhöhtes Herz-Kreislauf-Risiko mehr erkennen könne und daß mein Risikoprofil jetzt sogar 25 Prozent unter dem amerikanischen Durchschnitt läge.«

12 Koronarangioplastie (Ballonkatheter)

Was ist eine Koronarangioplastie?

Die Koronarbypass-Operation wird vor allem bei fortgeschrittener Koronaratherosklerose erforderlich. Sind die Ablagerungen weniger fortgeschritten, so wird heute häufig eine alternative Methode bevorzugt, die Koronarangioplastie. Bei diesem Verfahren werden die atherosklerotischen Ablagerungen mechanisch beseitigt, entweder durch einen Ballon oder, in jüngerer Zeit, durch »Abhobeln« der Ablagerungen und Laserverfahren.

In der Regel wird ein Katheter durch die Leistenarterie eingeführt und durch die Aorta in Richtung Herz vorgeschoben. Unter Röntgenbild-Kontrolle wird die Katheterspitze dann in die Koronararterie eingeführt, bis die atherosklerotische Engstelle erreicht ist. Jetzt wird normalerweise ein Ballon an der Katheterspitze unter hohem Druck aufgeblasen. Dieser Druck zerquetscht buchstäblich die atherosklerotische Ablagerung. Bei der Ballonkatheter-Methode reißt in der Regel die Arterienwand ein, bei der »Hobelmethode« wird die Gefäßinnenwand meist zentimeterlang abgehobelt. In vielen Fällen kann mit diesen Methoden der Blutfluß durch die Arterie verbessert werden.

Die Komplikationsrate ist jedoch ernüchternd. In über 30 Prozent der Fälle verschließt sich die Koronararterie

entweder sofort wieder oder im Verlauf der nächsten Monate. Diese hohe Komplikationsrate hat ihre Hauptursache darin, daß jede Form der Angioplastie notwendigerweise großflächige Wunden in der Arterienwand schafft.
Die wichtigste Komplikation während des Eingriffs selbst ist das Zerreißen der Arterienwand durch eines der angewandten mechanischen Angioplastieverfahren. Unmittelbar nach der Angioplastie können Gerinnselbildung und Gewebsteile der verletzten Arterienwand zum Verschluß der Koronararterie führen. Langfristig sind der Wiederverschluß der Koronararterie durch überschießende Narbenbildung im Wundbereich und das Fortschreiten der Atherosklerose die häufigsten Komplikationen.

Der Vitamin-Zell-Komplex verbessert die Erfolgsrate der Koronarangioplastie

Der Vitamin-Zell-Komplex kann Koronarangioplastie-Patienten auf verschiedene Weise helfen. In einigen Fällen wird es mit Hilfe des Programms sogar möglich sein, Ihre Angina-pectoris-Beschwerden soweit zu bessern, daß Ihre Ärzte die Angioplastie aufschieben können. In anderen Fällen wird Ihnen Ihr Arzt raten, die Angioplastie durchzuführen, um das Risiko eines Herzinfarktes zu verringern. Hören Sie in jedem Fall auf den Rat Ihrer Ärzte.
Gleichzeitig rate ich Ihnen: Beginnen Sie sobald wie möglich mit dem Vitamin-Zell-Komplex-Programm und informieren Sie den behandelnden Arzt. Sollte eine Koronarangioplastie bei Ihnen unumgänglich sein, so sollten Sie wissen, daß der Vitamin-Zell-Komplex das Langzeitergebnis dieses Eingriffs entscheidend verbessern kann. Beginnen Sie möglichst schon vor der Katheteruntersuchung mit dem Vitamin-Zell-Komplex, so daß das Arteri-

Angioplastie (Ballonkatheter) ist ein Verfahren, bei dem die Koronardurchblutung auf mechanische Weise verbessert werden soll

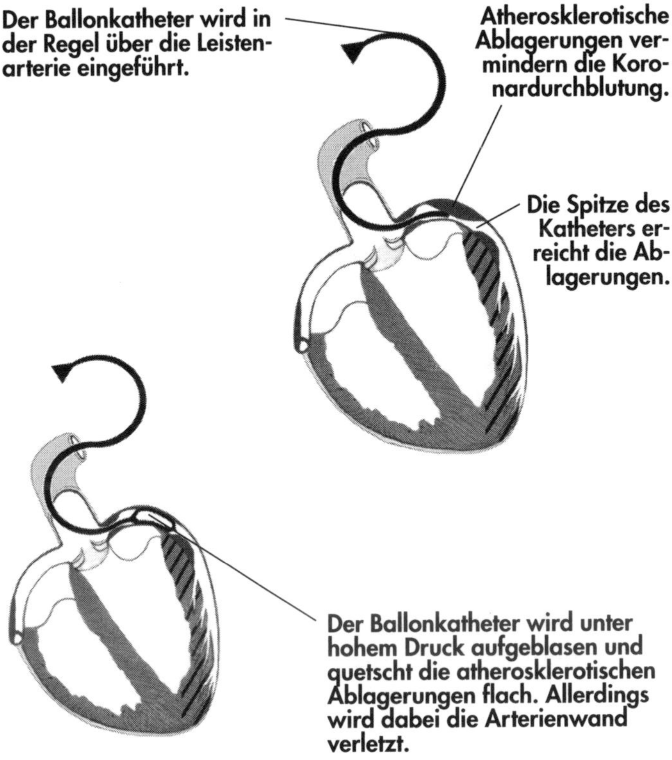

Erfolgsquote der Angioplastie:

- In etwa 70 Prozent der Fälle verbessert sich die Koronardurchblutung.
- In 30 Prozent der Fälle kommt es zum Verschluß der Arterie.

enwandgewebe schon während des Eingriffs mit Vitaminen versorgt ist und der Heilprozeß sofort beginnen kann. Der Vitamin-Zell-Komplex kann dabei auf folgende Weise helfen:

- Vitamin C verbessert die natürliche Wundheilung im Bereich der durch die Erweiterung entstandenen großflächigen Wunde in der Koronargefäßwand. Es gibt kein Medikament, das die natürliche Wundheilung der Arterienwand besser fördern könnte als Vitamin C.
- Vitamin C ist auch ein wichtiger Faktor bei der Verhinderung einer überschießenden Narbenbildung in der Gefäßwand. Dieses Narbengewebe besteht überwiegend aus wuchernden Zellen der Arterienwand. Vitamin C, aber auch Vitamin E gehören zu den bedeutendsten Substanzen, die das Wuchern dieser Muskelzellen verhindern können.
- Lysin und Prolin helfen bei der Neubildung der Arterienwand und vermindern das Risiko der Ablagerung von Fettpartikeln aus dem Blut im Wundbereich der Koronararterie.
- Vitamin E, Vitamin C und Beta-Karotin und andere Bestandteile des Vitamin-Zell-Komplexes bieten wichtigen Oxidationsschutz für das Gefäßsystem und verringern das Risiko der Blutgerinnselbildung im Bereich der Koronargefäßwunde durch ihre Schutzwirkung auf die Blutplättchen und auf das Gerinnungssystem.

Klinische Studien und Forschungsergebnisse zu Vitamin-Zell-Komplex-Bestandteilen bei Angioplastie

Bestandteile des Vitamin-Zell-Komplexes tragen erwiesenermaßen dazu bei, den Wiederverschluß einer Koronar-

Der Vitamin-Zell-Komplex verbessert die langfristigen Erfolgschancen der Angioplastie

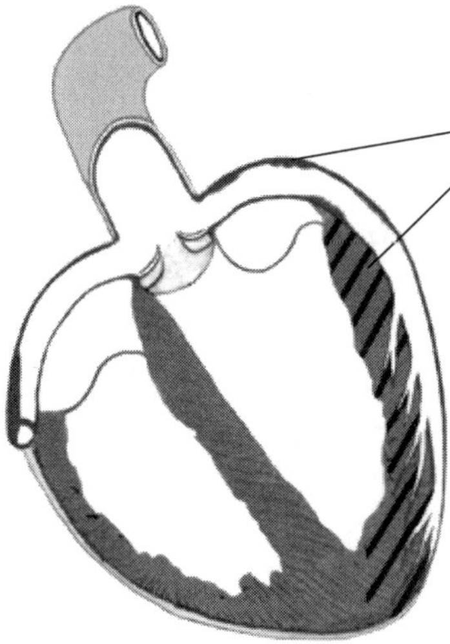

arterie nach der Angioplastie zu verhindern. Erste Untersuchungen und klinische Studien zur Verringerung der Wiederverschlußrate zeigen bereits bessere Ergebnisse als herkömmliche Therapieverfahren:

Dr. DeMaio von der Emory Universität in Atlanta, USA, untersuchte Patienten mit Koronarer Herzerkrankung, die sich einer Koronarangioplastie unterzogen hatten. Nach der Angioplastie erhielt eine Patientengruppe jeden Tag 1200 Internationale Einheiten (I.E.) Vitamin E als Nahrungsergänzung. Die Kontrollgruppe erhielt kein zusätzliches Vitamin E. Nach vier Monaten waren bei den Patienten mit Vitamin E 15 Prozent weniger Wiederverschlüsse der Koronargefäße im Vergleich zu Patienten ohne Vitamin-E-Gabe aufgetreten.

Meine Kollegin Dr. Aleksandra Niedzwiecki und ihre Mit-

arbeiter konnten zeigen, daß die Vitamine C und E Wachstum und Wucherungen der glatten Muskelzellen der Arterienwand deutlich reduziert. Tierexperimentelle Untersuchungen von Dr. Nunes haben diese Ergebnisse inzwischen bestätigt und gezeigt, daß die Kombination von Vitamin C und Vitamin E die Wiederverschlußrate von Koronararterien nach experimenteller Ballonangioplastie verringern.
Vitamin C, Vitamin E, Lysin und Prolin sind Bestandteile des Vitamin-Zell-Komplex-Programms, das Ihnen helfen kann, das Risiko eines Gefäßverschlusses nach einer Angioplastie auf natürliche Weise zu verringern. Wie die Studie von der Emory Universität zeigt, können Sie die in diesem Programm empfohlenen Mindestmengen an Vitamin E auch noch deutlich steigern. Dasselbe gilt natürlich auch für die tägliche Vitamin-C-Ergänzung.

13 Schutz vor Herzinfarkt durch Minimierung der Risikofaktoren

Das Vitamin-Zell-Komplex-Programm kann Risikofaktoren entgegenwirken

Äußere und vererbte Risikofaktoren bestimmen das Infarktrisiko des Menschen. Die statistische Erfahrung zeigt, daß es neben den Erbanlagen vor allem klar zu definierende »Risikofaktoren« sind, nach denen sich die Wahrscheinlichkeit einer Herz-Kreislauf-Erkrankung einschätzen läßt. Die wichtigsten dieser Risikofaktoren sind:

- Ungesunde Ernährung,
- Rauchen,
- Streß,
- hormonelle Empfängnisverhütung,
- Entwässerungsmedikamente,
- Dialyse,
- Operationen,
- vererbtes Risiko (allgemein).

Ungesunde Ernährung

In früheren Kapiteln wurde bereits gezeigt, daß das Vitamin-Zell-Komplex-Programm in der Lage ist, erhöhte Cholesterin- und Triglyceridspiegel im Blut zu senken. Der Großteil des Cholesterins in unserem Körper wird von un-

seren Körperzellen selbst hergestellt und ist durch Diät nur schwer zu beeinflussen.
Selbstverständlich ist es vernünftig, zuviel Fett in der Nahrung zu vermeiden. Aber vielen Menschen fällt dies schwer – nicht umsonst liegt über die Hälfte der Bevölkerung in Deutschland und anderen Industrieländern mit ihrem Körpergewicht über der Norm. Um so wichtiger ist es, für einen optimalen Stoffwechselumsatz insbesondere von Nahrungsfetten zu sorgen. Die tägliche Zufuhr des Vitamin-Zell-Komplexes kann dabei helfen.
Wissenschaftliche Untersuchungen mit Bestandteilen des Vitamin-Zell-Komplexes haben gezeigt, daß der Fettstoffwechsel auf verschiedenste Weise optimiert wird, und zwar durch:

- Senkung der Cholesterinproduktion im Körper,
- Förderung des Fettstoffwechsels innerhalb der Zellen,
- Förderung des Fettabbaus und der Fettausscheidung,
- Schützen vor Oxidation (biologischem Rosten) der Fettmoleküle.

Besonders wichtig ist, daß bestimmte Vitamine beim Abbau von Cholesterin und Triglyceriden buchstäblich verbraucht werden. Für jedes Molekül Cholesterin zum Beispiel, ob es nun im Körper produziert oder über die Nahrung zugeführt wird, verbraucht der Körper im Stoffwechsel ein Molekül Vitamin C – es wird zerstört bei einer Enzymreaktion (Biokatalyseschritt) in der Leber. Auf diese Weise führen hohe Cholesterin- und Triglyceridspiegel zwangsläufig zur chronischen Vitaminverarmung des gesamten Körpers.
Hier ist es wichtig zu verstehen, daß es nicht in erster Linie das Fett in der Nahrung selbst ist, das unser Herz-Kreislauf-Risiko erhöht. Das Herzinfarktrisiko wächst vor allem

durch die systematische Erschöpfung der Vitaminreserven unseres Körpers in einem überforderten Stoffwechsel – was wiederum einen Vitaminmangel und die Schwächung der Arterienwand zur Folge hat.
Neben zuviel Fett ist unsere heutige Nahrung auch häufig belastet durch Schadstoffe. Restbestände von Unkraut- und Schädlingsbekämpfungsmitteln sowie chemische Konservierungsmittel sind hier an erster Stelle zu nennen. Von diesen Schadstoffen muß der Organismus durch die Leber entgiftet werden. Vitamin C und andere Bestandteile des Vitamin-Zell-Komplexes sind Cofaktoren von Biokatalyseschritten, die diesen Entgiftungsprozeß beschleunigen und somit Schäden für unseren Körper vermeiden helfen.
Meine Empfehlung: Ernähren Sie sich vernünftig, achten Sie auf Ihr Körpergewicht und regelmäßige körperliche Bewegung. Eine gesunde Ernährung ist reich an Gemüse, Früchten und Getreideprodukten; diese enthalten neben reichlich Vitaminen auch wichtige Ballaststoffe, die die Verdauung anregen und der Entschlackung des Körpers dienen. Meiden Sie zuviel Fett und Einfachzucker, zum Beispiel Glucose in Süßigkeiten. Vor allem jedoch sollten Sie einer Erschöpfung Ihrer Körperreserven an Vitaminen durch die tägliche Zufuhr des Vitamin-Zell-Komplexes vorbeugen.

Rauchen

Rauchen erhöht das Herzinfarktrisiko. Diese Tatsache ist allgemein bekannt – der Grund dafür weit weniger. Insbesondere der Rauch von Zigaretten enthält Millionen freier Radikale, jene aggressiven Moleküle, die die Zellen und Organe unseres Körpers schädigen und das »biologische

Rosten« beschleunigen. Diese freien Radikale gelangen mit dem Rauch in die Lunge und von dort in die Blutbahn, wo sie Gefäßwandschäden verursachen.
Weil sich die freien Radikale im gesamten Blut ausbreiten, erfolgt die Schädigung auch entlang der gesamten 100 000 Kilometer langen Gefäßwände – nicht nur in den Koronararterien. Dies ist der Grund, warum viele Raucher Atherosklerose vor allem in den Arterien der Gliedmaßen und -kapillaren (periphere Atherosklerose) entwickeln und häufig wegen Durchblutungsstörungen in den Füßen und Beinen (»Raucherbein«) zum Arzt kommen. Oft ist das Gewebe so geschädigt, daß Zehen, der Fuß oder das gesamte Bein amputiert werden müssen.
Wie wir bereits wissen, enthält der Vitamin-Zell-Komplex zahlreiche natürliche Antioxidantien, die in der Lage sind, die im Rauch enthaltenen freien Radikale unschädlich zu machen und Schäden für die Gefäßwand und den Körper zu vermeiden.
Meine Empfehlung: Sollten Sie immer noch rauchen, machen Sie einen erneuten Versuch, aufzuhören. Vielleicht hilft Ihnen dieser Abschnitt dabei, sich erneut bewußt zu machen, wieviel Schaden Sie Ihrem Körper damit zufügen. Für Raucher und Ex-Raucher gilt gleichermaßen: Achten Sie auf täglichen Schutz durch eine ausreichende Zufuhr von Antioxidantien, am besten in Form des Vitamin-Zell-Komplexes.

Streß

Chronischer körperlicher oder seelischer Streß erhöht das Risiko der Herz-Kreislauf-Erkrankung – die deshalb auch vielfach als »Managerkrankheit« bezeichnet wird. Auch hierfür gibt es durchaus bekannte biochemische Gründe.

Während des Streßzustandes wird in unserem Körper das Streßhormon Adrenalin in hohen Mengen hergestellt. Für die Produktion jedes einzelnen Adrenalinmoleküls benötigt der Körper ein Molekül Vitamin C als Biokatalysator. Während der Adrenalinproduktion wird also ständig Vitamin C verbraucht. Hält der Streßzustand lange an, so nimmt das Körperreservoir an Vitamin C drastisch ab. Wird das Vitamin nicht in ausreichenden Mengen über die Nahrung ersetzt, so kommt es zur Vitaminverarmung und Schwächung der Arterienwände. Die Folge ist häufig ein Herzinfarkt.
Aus diesem Umstand erklärt sich zum Beispiel auch das immer wieder beobachtete Phänomen, daß Ehepartner oft kurz nacheinander versterben. In diesen Fällen führt der Verlust des Partners zu einem emotionalen Dauerstreß, der eine rapiden Vitamin-C-Verarmung im Körper zur Folge hat und damit das Herzinfarktrisiko steigert. Es ist also nicht der seelische Streß selbst, der zum Herzinfarkt führt, sondern die biochemische Folge des Stresses: die rasche, chronische Erschöpfung der Vitaminreserven im Körper durch eine überhöhte Adrenalinproduktion über Monate und Jahre.
Meine Empfehlung: Versuchen Sie Zeit zur Entspannung zu finden. Bei hoher beruflicher Streßbelastung sollten Sie Stunden und Tage der Erholung genauso konsequent planen, wie Sie dies mit Ihren beruflichen Terminen tun. Bei schweren emotionalen Problemen kann Ihnen möglicherweise auch eine persönliche Beratung helfen. Unabhängig davon sollten Sie darauf achten, Ihren Körpervorrat an Vitamin C und den anderen Bestandteilen des Vitamin-Zell-Komplexes täglich aufzufüllen.

Hormonelle Empfängnisverhütung (Antibabypille)

Zahlreiche Untersuchungen haben gezeigt, daß Frauen, die Hormonpräparate zur Empfängnisverhütung einnehmen oder über Jahre eingenommen haben, mit einem erhöhten Herzinfarktrisiko leben. Bereits 1972 berichtete Dr. Briggs in der Wissenschaftszeitschrift »Nature« darüber, daß der Vitamin-C-Spiegel bei Frauen, die Hormonpräparate einnehmen, deutlich niedriger ist als normal. Dr. Rivers bestätigte diese Ergebnisse und führte die Vitamin-C-Verarmung insbesondere auf den Östrogenanteil zurück.

Sollten Sie derzeit ein Hormonpräparat zur Empfängnisverhütung einnehmen oder in der Vergangenheit längere Zeit eingenommen haben, so empfehle ich Ihnen die tägliche Einnahme des Vitamin-Zell-Komplexes zur Vorbeugung gegen Vitaminmangel und Herz-Kreislauf-Erkrankungen.

Diuretika und andere Medikamente

Daß Diuretika nicht nur die Wasserausscheidung aus dem Körper fördern, sondern auch Vitamine und andere wasserlösliche Bestandteile des Vitamin-Zell-Komplexes ausschwemmen, wurde bereits erwähnt. Das tägliche Nachfüllen des Körperreservoirs mit dem Vitamin-Zell-Komplex bei Einnahme von Diuretika ist unerläßlich.

Neben Diuretika führen auch verschiedene andere Medikamente zu einer Verarmung an Bestandteilen des Vitamin-Zell-Komplexes im Körper. Medikamente sind in der Regel synthetische (nicht natürliche) Stoffe, die dem Körper zugeführt werden. Sie können auf unterschiedlichste

Weise zur Erschöpfung der Vitaminreserven im Körper eines Patienten beitragen.
Als synthetische Stoffe müssen Medikamente in der Regel vom Körper biochemisch »entgiftet« werden, bevor sie ausgeschieden werden können. Dieser »Entgiftungs«-Prozeß findet in der Leber statt, und Vitamin C, aber auch andere Vitamin-Zell-Komplex-Bestandteile werden dabei als Katalysatoren benötigt und verbraucht. Auf diese Weise kann die regelmäßige Einnahme von Medikamenten zu chronischem Vitaminmangel mit den bekannten Folgen führen.
In anderen Fällen verhindern Medikamente den optimalen Übertritt von Vitaminen aus dem Verdauungstrakt in die Blutbahn. Tausende von Patienten nehmen weltweit den Cholesterinsenker Cholestyramin ein. Diese Substanz bildet einen Brei im Darm, der Vitamine und andere Stoffe bindet und ihre optimale Aufnahme aus dem Verdauungstrakt in den Körper verhindern kann.
Neuere Cholesterinsenker drosseln die Cholesterinproduktion im Körper. Unglücklicherweise reduzieren diese Medikamente aber nicht nur die Produktion von Cholesterin, sondern auch die körpereigene Bildung von Coenzym Q-10 (Ubiquinon). Bei Patienten mit bestehender Herzinsuffizienz und ohnehin niedrigen Coenzym-Q-10-Spiegeln können diese Medikamente zu lebensbedrohlicher Herzschwäche führen.
Nicht nur bei den oben genannten Medikamenten ist eine zusätzliche Einnahme des Vitamin-Zell-Komplexes ratsam. Gehen Sie auf Nummer sicher. Nehmen Sie zusätzlich zu Ihren rezeptpflichtigen Medikamenten den Vitamin-Zell-Komplex ein und sprechen Sie mit Ihrem Arzt oder Ihrer Ärztin darüber.

Dialyse

Zahlreiche Untersuchungen haben gezeigt, daß Patienten, die sich, zum Beispiel wegen Nierenversagens, einer Langzeitdialyse unterziehen müssen, ein deutlich erhöhtes Herz-Kreislauf-Risiko haben. Dies verwundert insofern nicht, als man weiß, daß während der Dialyse nicht nur die Schadstoffe aus dem Blut gefiltert werden, sondern auch viele Bestandteile des Vitamin-Zell-Komplexes. Jahrelange Dialyse führt so zu chronischem Vitaminmangel im gesamten Körper, insbesondere jedoch in den Arterienwänden, und beschleunigt dadurch die Atherosklerose. Meine Empfehlung: Wenn Sie selbst Dialysepatient sind, beginnen Sie so bald wie möglich mit der Einnahme des Vitamin-Zell-Komplexes. Falls Sie nicht selbst betroffen sind, aber Dialysepatienten kennen, so reichen Sie dieses Buch weiter. Sie könnten damit ein Leben verlängern helfen.

Operationen

Patienten, die sich einer Operation unterziehen müssen, sollten besonders darauf achten, daß sie ihrem Körper genügend Vitamin-Zell-Komplex zuführen. Der Vitamin-Zell-Komplex kann Ihnen vor, während und nach der Operation auf verschiedene Weise helfen:

- Durch Auffüllen des streßbedingten Vitaminverlusts. Jede Operation bedeutet eine außerordentliche körperliche und seelische Belastung für den Patienten. Der direkte Zusammenhang zwischen Streß und Vitaminverlust wurde an anderer Stelle bereits geschildert. Die Vorbereitung zur Operation und die Heilungsphase im Anschluß bedeuten oft wochenlangen Dauerstreß und können zu einem ernsthaften Vitaminmangel führen, und das zu einem Zeitpunkt, an dem Ihr Körper besonders auf eine optimale Vitaminversorgung angewiesen ist.

- Der Vitamin-Zell-Komplex beschleunigt die Wundheilung. Jede Operation führt zu einer mehr oder weniger großen Verletzung von Körpergewebe durch den Operationseingriff selbst. Die Heilung der Operationswunde ist direkt von der Neubildungsrate an Kollagen und anderen Bindegewebsmolekülen abhängig. Vitamin C und andere Bestandteile des Vitamin-Zell-Komplexes fördern die Wundheilung, indem sie die Neubildung von Kollagen und anderen wichtigen Faktoren für eine optimale Heilung der Operationswunde wirksam fördern.
- Schutz vor Oxidationsschäden. Verschiedene Operationen setzen die Organe und das Körpergewebe der Patienten einer erhöhten Sauerstoffkonzentration aus. Im Falle einer Bypass-Operation zum Beispiel wird das Herz stillgelegt, und der Blutkreislauf mit Hilfe einer Herz-Lungen-Maschine durch einen sogenannten extrakorporalen Kreislauf aufrechterhalten. Das Blut wird dabei künstlich mit Sauerstoff angereichert. In erhöhten Konzentrationen kann Sauerstoff zu Gewebeschäden führen. Besonders groß ist die Gefahr solcher Schäden bei der erneuten Durchblutung von vorübergehend nicht oder minderdurchblutetem Gewebe. Hier kann es zu sogenannten Reperfusions- oder Wiederdurchblutungsschäden kommen. Der Vitamin-Zell-Komplex ist reich an natürlichen Antioxidantien und kann die Gefahren dieser unvermeidlichen Begleiterscheinungen einer Operation auf ein Minimum reduzieren.

Dies sind nur einige der wichtigsten Gründe, warum jede Patientin und jeder Patient so früh wie möglich vor einer geplanten Operation mit einer optimalen Zufuhr von Vitaminen mit Hilfe des Vitamin-Zell-Komplexes beginnen sollte. Informieren Sie Ihre Ärzte darüber, daß Sie auch nach der Operation im Krankenhaus auf Ihren Vitamin-Zell-Komplex nicht verzichten wollen. Nicht umsonst hat man an der renommierten Harvard Universität jetzt damit begonnen, Patienten vor, während und nach der Operation eine Vitaminergänzung zu empfehlen – ein vernünftiges Basisprogramm, das sich bald auch in deutschen Krankenhäusern durchsetzen wird.

Vererbtes (familiäres), genetisches Herzinfarktrisiko

Ich werde oft gefragt: »Kann der Vitamin-Zell-Komplex auch bei vererbtem Herzinfarktrisiko helfen?« Die Antwort ist ja – zwar nicht immer, aber in vielen Fällen. Neben den »äußeren Risikofaktoren« aus Umwelt und Lebensgewohnheiten stellt das vererbte oder familiär bedingte Herz-Kreislauf-Risiko die zweite große Gruppe, die »inneren Risikofaktoren«. Es gibt Familien, in denen sterben oft mehrere Angehörige im sechsten, fünften oder gar schon im vierten Lebensjahrzehnt an Herzinfarkten. Die Ursache dafür liegt in den Erbanlagen. Die genetischen Risikofaktoren Fettstoffwechselstörung und Zuckerstoffwechselstörung (Diabetes) haben Sie bereits kennengelernt.
Wie kann nun der Vitamin-Zell-Komplex das familiäre Risiko vermindern? Nehmen wir als Beispiel die diabetische Stoffwechselstörung. Eine defekte Erbanlage führt hier meist dazu, daß zu wenig Insulin produziert wird oder für

Optimale tägliche Vitaminzufuhr kann ein durch äußere wie familiäre Risikofaktoren erhöhtes Herzinfarktrisiko mindern:

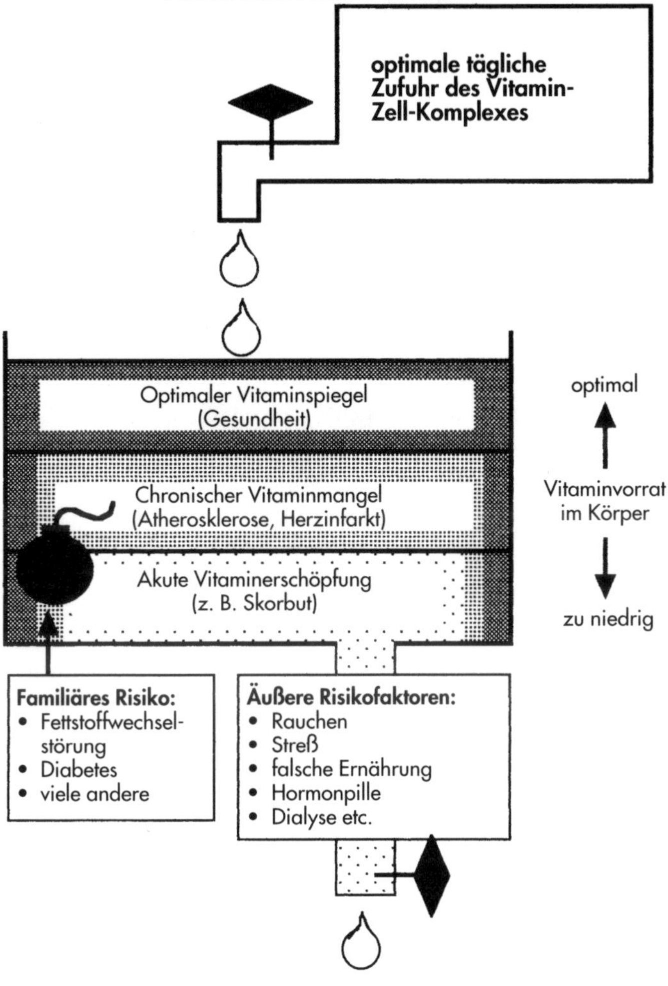

den Zellstoffwechsel zur Verfügung steht. Die klinischen Folgen wurden im Kapitel über Diabetes ausführlich behandelt. Der Vitamin-Zell-Komplex ist zwar nicht in der Lage, die defekten Erbanlagen selbst zu reparieren, sehr wohl aber kann er dazu beitragen, die diabetische Stoffwechselentgleisung und deren Herz-Kreislauf-Komplikationen zu verhindern. In der Abbildung der Vorderseite ist diese defekte Erbanlage als Zeitbombe dargestellt. Der Vitamin-Zell-Komplex kann diese Zeitbombe zwar nicht entfernen, aber er kann dazu beitragen, sie zu entschärfen und ihre »Explosion« in Form einer Stoffwechselentgleisung oder anderer Krankheitssymptome zu verhindern. Mit dem Vitamin-Zell-Komplex steht damit erstmals eine Behandlung zur Verfügung, die in vielen Fällen helfen kann, ein vererbtes Herzinfarktrisiko spürbar zu vermindern.

Gegenwärtig werden Bestandteile des Vitamin-Zell-Komplexes auch zur Kontrolle anderer angeborener Stoffwechselstörungen, wie zum Beispiel Homocystinurie, Alzheimer Krankheit und Multiple Sklerose, untersucht. Konkrete Ergebnisse liegen zwar noch nicht vor, aber erste Beobachtungen geben zu einigen Erwartungen Anlaß.

Der grundsätzliche Unterschied zwischen äußeren und inneren Risikofaktoren: Während äußere Risikofaktoren das Körperreservoir an Vitaminen erschöpfen, erfordert ein vererbtes Risiko einen insgesamt höheren Vitaminspiegel, und zwar auf Dauer, um dem erhöhten Risiko ständig wirksam entgegenzutreten. Welche Risikofaktoren auch immer vorliegen – die Zufuhr des Vitamin-Zell-Komplexes ist eine entscheidende Maßnahme, um das Herz-Kreislauf-Risiko zu minimieren. Klinische Untersuchungen haben in der Vergangenheit mehrfach den unmittelbaren Zusammenhang zwischen äußeren Risikofaktoren und erhöhtem Vitaminverbrauch nachgewiesen.

Untersuchungen zum Vitaminverbrauch durch	**Verantwortlicher Wissenschaftler**
Blutfette	Ginter, Harwood, Sokoloff
Rauchen	Chow, Halliwell, Lehr, Riemersma
Streß	Levine
Antibabypille	Briggs, Rivers
Dialyse	Blumberg
Medikamente	Halliwell, Clemetson

14 Was Sie sonst noch über das Vitamin-Zell-Komplex-Programm wissen sollten

Der Vitamin-Zell-Komplex als Bioenergiequelle

Die Bestandteile des Vitamin-Zell-Komplexes sind ein elementarer Bestandteil des biologischen Brennstoffs, den wir unserem Körper ständig von außen zuführen müssen. Die anderen Biobrennstoffe sind allgemein bekannt: Luft (Sauerstoff), Wasser, die Nahrung (zusammengesetzt aus Eiweißen, Fetten und Kohlehydraten).

Ein wichtiges Merkmal unterscheidet jedoch den Vitamin-Zell-Komplex von Luft, Wasser und Nahrung: Ein Mangel an diesen für den Zellstoffwechsel so wichtigen Stoffen kündigt sich nicht durch eindeutige Körpersignale an. Ein Mangel an Sauerstoff zum Beispiel führt binnen Minuten zum Alarm durch Erstickungsgefühl. Bei einem Mangel an Wasser signalisiert unser Körper das Alarmsignal »Durst« und bei einem Nahrungsmangel entwickeln wir ein Hungergefühl. Dagegen spüren wir bei einem Mangel an Vitaminen, Aminosäuren und Mineralien, den Trägern lebenswichtiger Zellenergie, keinerlei Alarmzeichen oder Körpersignale. Das erste Zeichen eines Vitaminmangels ist der Ausbruch einer Krankheit selbst. Ein akuter Mangel an Vitaminen, wie zum Beispiel bei Skorbut, führt innerhalb weniger Monate zum Tod. Jedoch sind heute Skorbut, Rachitis, Beriberi und andere akute Vitaminmangelkrankheiten selten geworden.

Dagegen ist chronischer Vitaminmangel weltweit verbreitet, und fast jeder Mensch leidet darunter, nur – er merkt es erst, wenn es eigentlich schon zu spät ist und das Krankheitsereignis eintritt, zum Beispiel Herzinfarkt, Schlaganfall oder andere Erkrankungen, die sich schleichend auf Grund von jahrzehntelangem Vitaminmangel entwickeln konnten.
Die Hauptursache dieser Krankheiten ist eine Erschöpfung der Bioenergieresourcen in Millionen Zellen unseres Körpers. Daß das Krankheitsereignis meist in Form von Herz-Kreislauf-Erkrankungen auftritt, liegt daran, daß in den Herz- und Gefäßwandzellen auf Grund stetiger Pumpleistung ein erhöhter Vitaminumsatz stattfindet.

Bioenergiequellen des Körpers

Sauerstoff	Wasser	Nahrung	Vitamin-Zell-Komplex
		• Zucker • Eiweiß • Fett	• Vitamine • Aminosäuren • Mineralien • Spurenelemente

		Bei Mangel: unmittelbare Beschwerden		Tod nach …
Kein Sauerstoff	→	Luftnot	→	Minuten
Kein Wasser	→	Durst	→	Tagen
Keine Nahrung	→	Hunger	→	Wochen
Akuter Vitaminmangel	→	keine	→	Monaten (z. B. Skorbut)
Chronischer Vitaminmangel	→	keine	→	vielen Jahren (z. B. Herzinfarkt)

Hauptfunktion des Vitamin-Zell-Komplexes: Bereitstellung von Zellstoffwechselenergie

Die nebenstehende Abbildung zeigt die wichtigsten Einzelheiten über diese Bioenergiefunktionen von Vitaminen, die bereits bekannt sind. Es ist eine bemerkenswerte Tatsache, daß fast alle wichtigen Trägermoleküle der Bioenergie im Zellstoffwechsel aus Bestandteilen des Vitamin-Zell-Komplexes aufgebaut sind und durch diese auch mit Bioenergie beladen werden.

- Die Zentralstelle des Stoffwechsels jeder Zelle ist das Acetyl-Coenzym A. Dieses Molekül ist für den Abbau aller Nahrungsbestandteile (Kohlehydrate, Eiweiße, Fette) und für deren Umwandlung in Bioenergie unerläßlich. Dieses Schlüsselmolekül unseres Stoffwechsels benötigt für seinen Aufbau Vitamin B_5, die Pantothensäure. Ein Mangel an Vitamin B_5 führt zum Mangel an Acetyl-Coenzym A und zum Stoffwechselrückstau, was unter anderem zu einem erhöhten Blutfettspiegel führen kann. Eine optimale Versorgung mit Vitamin B_5 behebt diesen Engpaß und trägt zur reibungslosen Produktion von Zellenergie bei.
- Vitamin B_3, die Nikotinsäure, ist das Energietransportmolekül für einen der wichtigsten Zellenergieträger namens Nikotinamid-Adenin-Dinucleotid oder kurz NAD. Vitamin C belädt die energiearmen NAD-Transportmoleküle mit Wasserstoffatomen (-H) und damit mit biologischer Energie. Das energiereiche Shuttlemolekül NAD-H stellt die Energie für Tausende von Zellstoffwechselreaktionen zur Verfügung. Eine ausreichende Zufuhr von Vitamin B_3 und Vitamin C ist also unerläßlich für einen optimalen Zellenergietransport.
- In ähnlicher Weise arbeiten Vitamin B_2 (Riboflavin) und Vitamin C zusammen. Vitamin B_2 ist Bestandteil

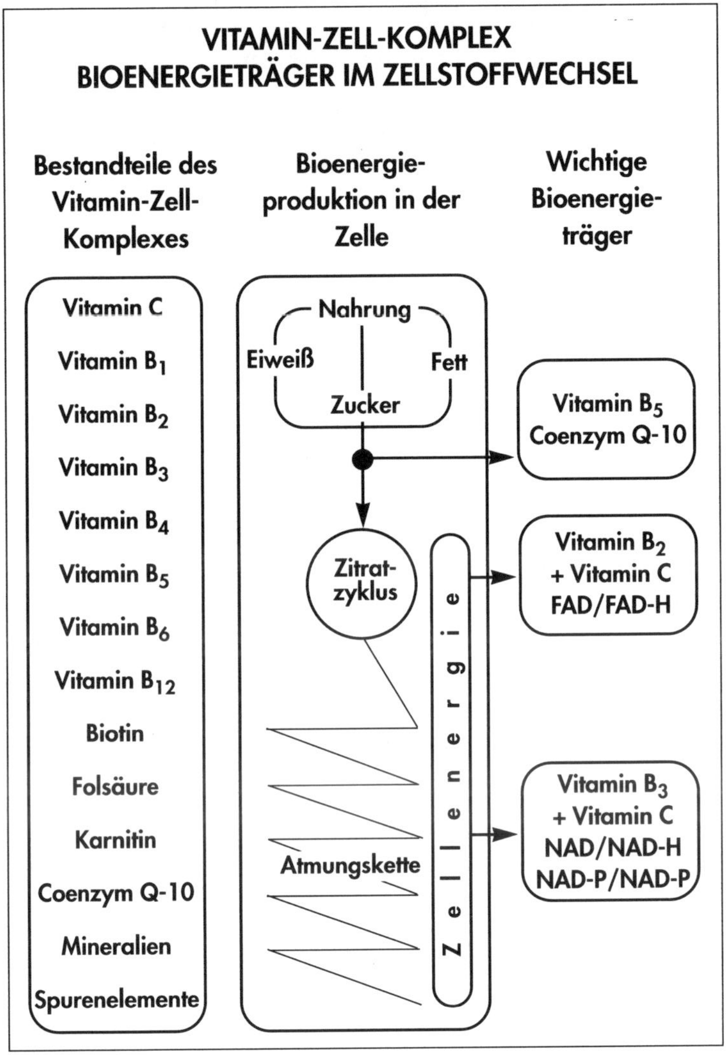

des Energietransportmoleküls Flavin-Adenin-Dinucleotid (FAD), und Vitamin C spendet die Bioenergie zur Aktivierung von Millionen bioenergiereicher FAD-H-Moleküle.

Wissenschaftliche Fakten zu den Bestandteilen des Vitamin-Zell-Komplex-Programms

Der große Erfolg des Vitamin-Zell-Komplex-Programms in den USA ist darauf zurückzuführen, daß dieses natürliche Vorbeugungsprogramm wissenschaftlich begründet ist. Da alle Bestandteile des Vitamin-Zell-Komplexes in ihrer chemischen Zusammensetzung und biochemischen Wirkungsweise genau bekannt sind, ist die mit diesem Programm erzielte vorbeugende und heilende Wirkung kein Wunder, sondern eine bewährte und in ihrer Wirkung erwiesene Methode, das eigene Leben zu verlängern und gegebenenfalls die Lebensqualität zu verbessern.
Zu jedem einzelnen Bestandteil des Vitamin-Zell-Komplexes liegen bereits zahlreiche wissenschaftliche Untersuchungen vor. Nachfolgend finden Sie zu jedem dieser Inhaltsstoffe eine stichwortartige Zusammenfassung, in der die bekannten Funktionen für den Stoffwechsel kurz charakterisiert werden. Die Informationen sind unter anderem den führenden Lehrbüchern der Biologie und der Biochemie entnommen, wie zum Beispiel dem Standardwerk »Biochemistry« des Stanford-Professors Lubert Stryer.
Während die wissenschaftlichen Lehrbücher der Biochemie die Bedeutung der Vitamin-Zell-Komplex-Bestandteile ausführlich dokumentieren, ist in der medizinischen Fachliteratur über diese lebenswichtigen Zusammenhänge noch immer so gut wie nichts zu finden. Das weltweit führende Lehrbuch der Kardiologie, »Das Herz – Lehrbuch der Herz-Kreislauf-Medizin« des Harvard-Kardiologen Eugene Braunwald, erscheint derzeit in seiner vierten Auflage. Weder auf den über 1800 Seiten dieses Lehrbuches über Herzkrankheiten noch im Inhaltsverzeichnis ist Vitamin C auch nur ein einziges Mal erwähnt. Dabei stellt sich gegenwärtig heraus, daß Vitamin-C-Mangel eine

Hauptursache der Herzerkrankungen ist. Hier werden die medizinischen Lehrmeinungen in den nächsten Jahren umwälzende Veränderungen erfahren.
Mein Buch trägt dazu bei, diesen notwendigen Umbruch in die Wege zu leiten. Deshalb wendet es sich auch an die rasch wachsende Zahl von Ärztinnen und Ärzten, die sich einer wissenschaftlich begründeten, natürlichen Behandlungsweise gegenüber aufgeschlossen zeigen.
Folgende Eigenschaften und Wirkungen der Bestandteile des Vitamin-Zell-Komplexes gelten derzeit als gesichert:

Vitamin C:

- ist unerläßlich für die Stabilität der Blutgefäße, des Herzmuskelgewebes und anderer Körperorgane;
- ist wichtigstes Wundheilmittel in unserem Körper, verantwortlich unter anderem für die Reparatur der Blutgefäßwände;
- ist wichtigstes Antioxidans in unserem Körper;
- ist ein bedeutender Biokatalysator für zahlreiche Stoffwechselschritte, zum Beispiel beim Abbau des Cholesterins;
- ist ein unersetzlicher Bioenergiespender des Zellstoffwechsels für die wichtigsten Energieträgermoleküle NAD-H, NADP-H, FAD-H;

Vitamin E (Tokopherol):

- ist das wichtigste fettlösliche Antioxidans im Körper;
- schützt Fettpartikel im Blut, z. B. LDL vor Oxidationsschäden;
- schützt vor allem die Membranen (Außenhaut) von Millionen Körperzellen, einschließlich der Zellen des Herzens und der Arterienwände, vor Oxidationsschäden;
- trägt zu verminderter Klebrigkeit der Blutplättchen und zu optimalen Fließeigenschaften des Blutes bei.

Beta-Karotin (Provitamin A):

- ist ein weiteres wichtiges fettlösliches Antioxidans;
- trägt zu optimaler Blutviskosität und zu vermindertem Gerinnungsrisiko bei.

Vitamin B_1 (Thiamin):

- ist Cofaktor für Pyrophosphat, einer der wichtigsten Biokatalysatoren des Zellstoffwechsels;
- trägt zum optimalen Zellenergiehaushalt des Herz-Kreislauf-Systems und anderer Organe bei.

Vitamin B_2 (Riboflavin):

- ist ein Strukturbestandteil des FAD-Energietransportmoleküls in allen Zellen.

Vitamin B_3 (Nikotinsäure):

- ist ein Strukturbestandteil des Energietransportmoleküls NAD und von verwandten Energieträgern; Vitamin C lädt diese verbrauchten Energieträger wieder mit Bioenergie auf. Wegen der hohen Arbeitsleistung der Herzmuskelzellen ist eine optimale Zufuhr dieser Zellbrennstoffe für das Herz-Keislauf-System besonders wichtig.

Vitamin B_5 (Pantothensäure):

- Pantothensäure ist ein Strukturbestandteil des Acetyl-Coenzym-A-Moleküls, des zentralen Stoffwechselmoleküls jeder Zelle unseres Körpers. Die Stoffwechselwege von Kohlehydraten, Eiweißen und Fetten innerhalb der Zellen kreuzen sich alle an diesem Molekül;
- Vitamin B_5 ist unerläßlich, um Rückstaus im Zellstoffwechsel zu verhindern.

Vitamin B_6 (Pyridoxalphosphat):

- ist Strukturbestandteil des Pyridoxalphosphatmoleküls, einem wichtigen Biokatalysator im Stoffwechsel von Aminosäuren und Eiweißen in den Körperzellen;
- ist unerläßlich für die Produktion der roten Blutkör-

perchen, die wiederum Sauerstoff zu den Zellen des Herz-Kreislauf-Systems und anderer Organe transportieren.

Vitamin B_{12} (Kobalamin):

- wird ebenfalls für die Produktion der roten Blutkörperchen benötigt;
- ist für den reibungslosen Stoffwechsel von Eiweißen und bestimmten Fettsäuren unerläßlich.
- Ein schwerer Vitamin-B_{12}-Mangel führt zu Perniziöser Anämie, einer schweren Form von Blutarmut.

Folsäure:

- ist ebenfalls entscheidend am Transport von Sauerstoff beteiligt. Die letzten drei Vitamine sind ein gutes Beispiel für die Zusammenarbeit der Vitamine untereinander. Es ist also wichtig zu wissen, welche dieser Naturstoffe der Körper in welchen Mengen benötigt.

Biotin:

- ist ein wichtiger Biokatalysator für den Stoffwechsel von Kohlehydraten, Fetten und Eiweißen.

Inositol:

- ist ein Biokatalysator für den Zucker-, Fett- und Eiweißstoffwechsel;
- ist auch Bestandteil des biologischen Informationsaustausches. Inositol hilft bei der Verarbeitung von Bioinformation in der Zelle, wie zum Beispiel der in Hormonen enthaltenen biologischen Information. Die Bedeutung von Inositol für das Herz-Kreislauf-System ist schnell ersichtlich, da Hormone wie Adrenalin, Insulin und andere eine wichtige Rolle bei der Regulation der Herzfunktion spielen.

Mineralien:

- sind unter anderem lebenswichtige Biokatalysatoren, die in einer Vielzahl von Zellstoffwechselschritten unerläßlich sind. Zu den wichtigsten Mineralien gehören Kalzium, Magnesium und Kalium.

Kalzium:

- hat zahlreiche Funktionen im Herz-Kreislauf-System. Unter anderem trägt es zu einer optimalen Funktion der für einen regelmäßigen Herzschlag verantwortlichen Nervenimpulse bei.

Magnesium:

- ist der »Kalzium-Antagonist« der Natur;
- konnte in klinischen Studien erhöhten Blutdruck senken;
- kann zur Normalisierung eines unregelmäßigen Herzschlags beitragen.

Kalium:

- ist besonders wichtig für eine optimale Funktion der Nervenimpulse einschließlich des Reizleitungssystems des Herzens.

Spurenelemente:

- sind lebenswichtige Biokatalysatoren, die bei einer Vielzahl von Zellstoffwechselschritten unerläßlich sind. Der Begriff »Spurenelement« besagt schon, daß wir davon nur geringste Mengen benötigen. Fehlen diese jedoch, was häufig vorkommt, so treten Mangelerscheinungen auf.

Aminosäuren:

- sind die Bausteine der Eiweiße. Die meisten Aminosäuren in unserem Körper stammen von den Eiweißen, die wir über die Nahrung zu uns nehmen. Aminosäuren, die unser Körper selbst bilden kann, werden als »nicht essentiell« bezeichnet. Aminosäuren, die der Körper nicht selbst herstellen kann und die daher unbedingt mit der Nahrung zugeführt werden müssen, werden als »essentielle« Aminosäuren bezeichnet.

Lysin:

- essentielle Aminosäure, muß daher zugeführt werden;
- ist ein wichtiger Baustein von Kollagen und Stabilitätsmolekülen;
- ist ein bedeutender »Teflon«-Faktor der Arterienwand;
- ist die Ausgangssubstanz für die körpereigene Produktion von Karnitin.

Prolin:

- ist ein wichtiger Baustein von Kollagenmolekülen;
- trägt zum »Teflon«-Schutz der Arterienwand bei;
- kann im Unterschied zu Lysin zwar selbst vom Körper gebildet werden; die produzierte Menge an Prolin ist aber häufig zu gering.

Arginin:

- ist die Ausgangssubstanz von Gefäßwandfaktoren, die zu einer verminderten Spannung der Gefäßwände führt und damit zu einer Normalisierung erhöhten Blutdrucks beiträgt;
- bewirkt eine Verminderung der Klebrigkeit der Blutplättchen und trägt zur Verbesserung der Fließeigenschaften des Blutes bei.

Cystein:

- ist eine wichtige Ausgangssubstanz für die Produktion von Glutathion, einem bedeutenden körpereigenen Antioxidans. Glutathion ist, zusammen mit anderen Antioxidanzien, verantwortlich für den Schutz des Körpergewebes vor freien Radikalen.

Karnitin:

Karnitin kann zwar im Körper gebildet werden. Die körpereigene Produktion ist aber häufig zu gering. Eine optimale Zufuhr von Karnitin ist unerläßlich:

- für einen reibungslosen Fettstoffwechsel, insbesondere der Triglyceride;
- als wichtiges Trägermolekül, das Fettsäuren zum Ener-

giegewinn in die biologischen Kraftwerke der Zelle (Mitochondrien) transportiert;

- für die optimale Funktion der Herzmuskelzellen, die wegen der ständigen Arbeitsleistung einen hohen Karnitinumsatz haben.
- Klinische Studien zeigen, daß Patienten mit Herzinsuffizienz die Pumpleistung ihres Herzens durch Karnitin deutlich verbessern können;
- klinische Studien zeigen auch, daß Karnitin bei Patienten mit unregelmäßigem Herzschlag (Arrhythmie) zu einer Normalisierung des Herzrhythmus beiträgt. In beiden Fällen bewirkt Karnitin eine Optimierung der Zellenergie und damit eine verbesserte Leistung von Millionen Herzmuskelzellen.

Coenzym Q-10:

- ist auch als Ubiquinon bekannt und spielt eine herausragende Rolle als Katalysator der biologischen Atmungskette im Energiezentrum der Zellen;
- ist besonders wichtig für die Bereitstellung von Bioenergie in den Muskelzellen, einschließlich des Herzmuskelgewebes, das wegen seiner ständigen Arbeitsleistung einen hohen Umsatz an Coenzym Q-10 hat.
- Klinische Studien zeigen, daß Coenzym Q-10 in Patienten mit Herzschwäche die Pumpfunktion des Herzens verbessern kann.

Pycnogenol:

- umfaßt eine Gruppe von Bioflavonoiden, die als Katalysatoren für verschiedene Stoffwechselfunktionen von Bedeutung sind;
- insbesondere verbessert Pycnogenol die stabilisierende Wirkung von Vitamin C auf das Bindegewebe des Körpers einschließlich der Blutgefäßwände und weiterhin
- wirkt Pycnogenol als Antioxidans.

Neue Forschungsergebnisse und klinische Studien erweitern ständig unser Wissen um die außerordentliche Bedeutung des Vitamin-Zell-Komplexes und seiner Bestandteile für die menschliche Gesundheit. Es ist nur noch eine Frage der Zeit, bis diese Erkenntnisse Allgemeingut nicht nur der medizinischen Fachwelt, sondern auch des interessierten Publikums geworden sein werden.

15 Fragen und Antworten zum Vitamin-Zell-Komplex-Programm

Frage: Was ist der Vitamin-Zell-Komplex, und warum ist er ein Programm?
Antwort: Der Vitamin-Zell-Komplex ist eine auf wissenschaftlicher Grundlage entwickelte Zusammensetzung aus Vitaminen, Aminosäuren, Mineralien und Spurenelementen zur täglichen Nahrungsergänzung. Der Vitamin-Zell-Komplex enthält die wichtigsten natürlichen Bioenergieträger des Zellstoffwechsels und ist in einfacher Tablettenform einzunehmen. Der Vitamin-Zell-Komplex ist ab jetzt auch in Deutschland zu beziehen, allerdings vorerst nur per Post. Für weitere Informationen nutzen Sie bitte die am Ende des Buches eingefügte Informationskarte. Eine gesunde Ernährung, regelmäßige Bewegung und Entspannung ergänzen den Vitamin-Zell-Komplex in sinnvoller Weise, weshalb er auch als ein Gesundheitsprogramm bezeichnet wird.

Frage: Ist der Vitamin-Zell-Komplex für alle Menschen oder nur für Herzpatienten?
Antwort: Der Vitamin-Zell-Komplex ist für alle Menschen, Frauen und Männer jeden Alters, vom Heranwachsenden bis zum alten Menschen. Der Grund dafür ist einfach zu verstehen: Herz und Kreislaufsystem sind von Geburt an

die mechanisch aktivsten Organe unseres Körpers und haben deshalb einen besonders hohen Verbrauch an Zellenergiestoffen, die im Vitamin-Zell-Komplex bereitgestellt werden. Die tägliche Nahrungsergänzung durch den Vitamin-Zell-Komplex trägt dazu bei, Bioenergiemangel insbesondere in Millionen Zellen des Herzens und der Gefäßwände zu vermeiden und damit Herz-Kreislauferkrankungen vorzubeugen. Auch in der Wachstumsphase des Körpers, besonders im zweiten Lebensjahrzehnt, bei erhöhtem beruflichem oder emotionalem Streß sowie im Alter hat der Körper einen erhöhten Bedarf an Zellenergie. Die tägliche Nahrunsgergänzung durch den Vitamin-Zell-Komplex ist also für die ganze Familie sinnvoll und wird für Millionen Menschen bald so selbstverständlich sein wie Essen und Trinken.

Frage: Ist der Vitamin-Zell-Komplex ein Medikament?
Antwort: Nein, der Vitamin-Zell-Komplex ist ein Nahrungsergänzungsmittel, kein Medikament. Er wurde in erster Linie zur natürlichen Vorbeugung und als unterstützende Maßnahme bei bestehenden Herz-Kreislauf-Erkrankungen entwickelt. Die erfolgreiche Anwendung des Vitamin-Zell-Komplexes bei Herz-Kreislauf-Erkrankungen ist darauf zurückzuführen, daß die Hauptursache der meisten derartigen Erkrankungen ein chronischer Mangel an eben diesen Vitamin-Zell-Komplex-Bestandteilen ist. Zusammenfassend gilt: Der Vitamin-Zell-Komplex unterstützt den Heilerfolg bei der Therapie von Herz-Kreislauf-Erkrankungen und hilft vor allem dieser Volkskrankheit vorzubeugen.

Frage: Bekommen wir nicht genügend Vitamine mit unserer täglichen Nahrung?
Antwort: Nein, selbst bei gesunden Menschen ist dies

nicht der Fall, ganz zu schweigen von Menschen, die zum Beispiel durch besonderen Streß, erhöhte Umweltbelastung oder andere Risikofaktoren einen größeren Vitaminbedarf haben. Eine wenig bekannte Tatsache ist auch, daß die Durchschnittsernährung in Deutschland und anderen Industrieländern kaum mehr Vitamine enthält; sie werden fast alle durch Nahrungskonservierung und Kochen zerstört. Deshalb ist der tägliche Genuß von Obst und frischem Gemüse auch so wichtig. Aber selbst das reicht nicht aus. Besonders gravierend ist der durchschnittliche Mangel an Vitamin C. Nehmen wir zum Vergleich den Stoffwechsel einer Ziege: Diese produziert ihr eigenes Vitamin C in täglichen Mengen von 15 000 mg. Um die gleiche Menge zu erhalten, müßte ein Mensch etwa 300 Gläser Orangensaft pro Tag trinken.

Frage: Was hat es mit den Empfehlungen der Deutschen Gesellschaft für Ernährung auf sich?
Antwort: Die Deutsche Gesellschaft für Ernährung (DGE) ist ein Gremium, das nicht frei ist vom Einfluß von Interessensgruppen. Über ein halbes Jahrhundert lang haben uns medizinische »Autoritäten« wie die DGE erzählt, daß die tägliche Zufuhr von 75 mg Vitamin C zum Erhalt der menschlichen Gesundheit ausreichend sei. Generationen von Ärzten haben im Glauben an die Empfehlungen der DGE ihren Patienten eben diese Menge pro Tag empfohlen, nicht mehr! Jetzt stellt sich heraus, daß diese Empfehlung auf keinerlei stichhaltigen wissenschaftlichen Untersuchungen beruht. Nach Jahrzehnten erfahren wir, daß 75 mg Vitamin C lediglich ausreichen, um offenen Skorbut zu verhindern, aber nie und nimmer genügen, um unseren Körper und seine Organe gesundzuerhalten. Wie Dr. Levin und seine Kollegen vom Nationalen Gesundheitsinstitut der USA jetzt gezeigt haben, liegt selbst für gesunde

Menschen das tägliche Minimum mindestens dreimal so hoch. Die »offiziellen Empfehlungen zur tägliche Vitamin-C-Mindestmenge werden wohl auch in Deutschland bald auf 200 mg angehoben werden. Dies ist zwar ein Schritt in die richtige Richtung, aber er reicht noch lange nicht aus und kommt viel zu spät. Die viel zu niedrigen »offiziellen Empfehlungen« nicht nur für Vitamin C haben zu Krankheit und vorzeitigem Tod von Millionen Menschen beigetragen. Auch Gremien wie die Deutsche Gesellschaft für Ernährung müssen jetzt Rede und Anwort stehen, wessen Interessen sie eigentlich vertreten.
Deshalb mein Rat an den Leser: Verlieren Sie keine Zeit mehr, um auf irgendwelche »Empfehlungen« von irgendweichen »Gremien« zu warten. Gehen Sie kein Risiko mehr ein, und nehmen Sie ab sofort die Sorge für Ihre Gesundheit selbst in die Hand. Vertrauen Sie den dokumentierten und jederzeit nachweisbaren Gesundheitserfolgen mit dem Vitamin-Zell-Komplex und folgen Sie den Empfehlungen dieses Buches.

Frage: Welche Mengen an Vitamin-Zell-Komplex sollte ich zu mir nehmen?
Antwort: Die Tabelle auf Seite 24 zeigt Ihnen die Zusammensetzung des Vitamin-Zell-Komplexes. Die ersten Zahlen entsprechen den Mengen, die in 3 Tabletten Vitamin-Zell-Komplex – der empfohlenen Minimaldosis – enthalten sind. Die klinischen Studien wurden mit etwa der dreifachen Dosis durchgeführt.

Frage: Wie lange soll ich den Vitamin-Zell-Komplex nehmen?
Antwort: Der Vitamin-Zell-Komplex ist eine lebenslange Vorbeugungsmaßnahme. Solange Ihr Herz schlägt, verbrauchen insbesondere die Millionen von Herzmuskel-

zellen die Bestandteile des Vitamin-Zell-Komplexes zur Bereitstellung von Zellenergie und anderen Stoffwechselvorgängen. Der Schutz der Gefäßwandzellen trägt darüber hinaus zur Vorbeugung bei, denn der menschliche Körper ist so alt wie seine Blutgefäße. Nicht umsonst nimmt in den USA unter allen Altersgruppen die der Über-Hundertjährigen am schnellsten zu. Diese Entwicklung ist mit Hilfe des Vitamin-Zell-Komplexes jetzt auch in Deutschland und Europa möglich.

Frage: Sind bei der Einnahme des Vitamin-Zell-Komplexes Nebenwirkungen zu erwarten?
Antwort: Nein. Die Bestandteile des Vitamin-Zell-Komplexes sind ausschließlich Naturprodukte, also Substanzen, mit denen der Körper des Menschen seit Jahrtausenden umzugehen gelernt hat, und sollte wirklich einmal die Menge eines zugeführten Vitamins nicht vollständig im Zellstoffwechsel benötigt werden, so wird es eben ausgeschieden – auf natürlichem Wege und ohne Nebenwirkungen.
Im Gegensatz dazu sind die meisten der heute eingesetzten Medikamente chemische Substanzen, die erst im Laufe dieses Jahrhunderts in den Labors von Pharmaunternehmen künstlich geschaffen wurden. Kein Wunder also, daß der menschliche Körper mit diesen Substanzen oft nur schwer umgehen kann. Dabei ist der Grat zwischen medizinischer Wirkung und unerwünschter Nebenwirkung oder gar Vergiftungserscheinungen sehr schmal. Kein Wunder auch, daß allein in den USA in den vergangenen zehn Jahren über eine Million Menschen an den Folgen von Medikamentennebenwirkungen starben – jedoch kein einziger an Vitaminüberdosierung. Die New Yorker Akademie der Wissenschaften veröffentlichte bereits 1992 einen Bericht von Dr. Adrienne Bendich, die allen Berich-

ten über angebliche Nebenwirkungen von Vitaminen nachgegangen ist. Dabei war zum Beispiel von Nierensteinen als Folge einer Vitamin-C-Einnahme die Rede. Dr. Bendich wies unmißverständlich nach, daß keiner dieser Berichte stichhaltig war. Offensichtlich handelte es sich um bloße Vermutungen, die jeder wissenschaftlichen Grundlage entbehrten.

Frage: Wenn es keine Nebenwirkungen gibt, warum hört man dann immer noch Warnungen vor Vitaminüberdosierungen?
Antwort: Der Grund, warum diese unsinnigen Gerüchte am Leben erhalten werden, ist ein rein kommerzieller. Insbesondere die Pharmaindustrie ist daran interessiert, Angst und Unsicherheit gegenüber dem Gebrauch von Vitaminen, Mineralien und anderen Natursubstanzen zu schüren. Dies geschieht, um dem Verbraucher gegenüber zu verschleiern, daß es in Form von Vitaminen und anderen Bestandteilen des Vitamin-Zell-Komplexes wirksame, nebenwirkungsfreie und preisgünstige Alternativen zu vielen Medikamenten und Pharmaprodukten gibt. Auch die Menschen in Europa müssen jetzt mit Erschrecken feststellen, daß es diese Wirtschaftsinteressen waren, insbesondere jene einiger Pharmamultis, die letztlich für den vorzeitigen Tod von Millionen Menschen verantwortlich sind und die auch bisher den Sieg über den Herztod verhindert haben. Hier wird einer der größten Skandale in der Medizingeschichte unseres Jahrhunderts offenbar, und man kann nur wünschen, daß die Verantwortlichen in irgendeiner Form zur Rechenschaft gezogen werden. Besonders verwerflich ist dabei das Auftreten von Medizinern, die sich um des persönlichen Vorteils willen zu Handlangern dieser Wirtschaftsinteressen machen. Wenn dieser Skandal erst einmal in das Bewußtsein breiter Be-

völkerungskreise gedrungen ist, sind gravierende Vertrauensverluste in die Schulmedizin und ihre industriellen Partner kaum zu vermeiden.

Frage: Was ist von Herz-Kreislauf-Präventionsprogrammen zu halten, die allein auf fettarme Diät und Meditation setzen?
Antwort: Nicht viel. Diese Programme nähren Hoffnungen, die sie nur selten erfüllen. Der Grund dafür ist einfach: Weder fettarme Diät noch Yoga können chronischen Mangel an Vitamin-Zell-Komplex in den Zellen des Herzens und der Blutgefäßwände ausgleichen. Gesunde Ernährung, regelmäßige Bewegung und Zeit zur Entspannung sind bereits Teil des Vitamin-Zell-Komplex-Programmes. Darüber hinaus ist die Idee, den Herztod zu besiegen, indem wir alle zu Hungerkünstlern, Hochleistungssportlern und Yogameistern werden, absurd und oft auch eine gefährliche Illusion. Wahrscheinlich verschlechtert eine drastische Diät die ohnehin schlechte Vitaminversorgung noch weiter. Dies gilt insbesondere für fettlösliche Vitamine sowie die Aminosäuren Lysin und Prolin, die vorwiegend in Fleischprodukten vorkommen. Lassen Sie sich auf keinen Fall von selbsternannten Diät-Aposteln irritieren. In jedem Fall gilt: Die Quelle der Gesundheit für Herz und Kreislauf liegt in der Optimierung der Stoffwechselfunktion durch den Vitamin-Zell-Komplex; darüber hinaus sind eine gesunde Ernährung, mäßige, aber regelmäßige Bewegung und ausreichend Freizeit zu empfehlen.

Frage: Was unterscheidet den Vitamin-Zell-Komplex von anderen Multivitaminen?
Antwort: Der Vitamin-Zell-Komplex ist das erste und auf absehbare Zeit einzige Nahrungsergänzungsmittel, das klinisch getestet ist und nachgewiesenermaßen die Koro-

nare Herzerkrankung, die Ursache des Herzinfarktes, zum Stillstand bringt bzw. gar nicht erst entstehen läßt. Darüber hinaus umfaßt der Vitamin-Zell-Komplex das erste patentierte Therapieverfahren der Welt zur natürlichen Umkehr der Herz-Kreislauf-Erkrankung. Nicht umsonst ist der Vitamin-Zell-Komplex heute das mit Abstand führende Herz-Kreislauf-Präventionsprogramm in den USA.
Sollten Sie derzeit ein anderes Multivitaminpräparat zu sich nehmen, verlassen Sie sich nicht auf farbige Werbeprospekte und Versprechungen, sondern prüfen Sie kritisch, inwieweit die Inhaltsstoffe quantitativ und qualitativ mit den auf Seite 24 tabellarisch zusammengefaßten täglichen Mindestmengen übereinstimmen. Außerden sollte das Produkt natürlich klinisch getestet sein.

Frage: Warum ist der Vitamin-Zell-Komplex in Deutschland noch nicht in Apotheken, Reformhäusern oder Supermärkten erhältlich?
Antwort: Dies wird schon bald der Fall sein. Derzeit stehen dem noch überholte Verordnungen des Deutschen Bundesgesundheitsamtes (BGA) im Weg. Während der Vitamin-Zell-Komplex in den USA und anderen europäischen Ländern frei verkauft werden darf, verhindert das BGA dies in Deutschland noch immer, indem es dieses Naturprodukt zum Medikament erklärt. Der Grund dafür wird schnell klar, wenn man weiß, daß das Bundesgesundheitsamt in erster Linie als verlängerter Arm der Pharmaindustrie agiert und nicht, wie es eigentlich sein sollte, im Interesse der Gesundheit von 80 Millionen Deutscher handelt. Dies wird sich jedoch bald ändern. Denn dank des europäischen Rechts können Sie den Vitamin-Zell-Komplex inzwischen auch in Deutschland ungehindert beziehen. Hierfür haben wir am Ende dieses Buches eigens eine Bestellkarte für Informationsmaterial eingefügt.

Weitere Informationen erhalten Sie auch telefonisch oder über Internet

Frage: Was können die Leser ganz persönlich tun, damit wichtige Gesundheitsprogramme wie der Vitamin-Zell-Komplex endlich auch in Deutschland frei und ohne Umwege erhältlich werden?

Antwort: Schon die erste Ausgabe meines Buches »Nie wieder Herzinfarkt« wurde von vielen Lesern an ihre Bundestagsabgeordneten weitergegeben. Aber es müssen noch viel mehr werden, die dies tun. Die Forderungen sind klar: Die überholten Gesetze zur Beschränkung der Vitaminfreiheit in Deutschland müssen sofort vom Tisch. Denn diese Gesetze stehen den Gesundheitsinteressen von Millionen Deutschen direkt und unmittelbar entgegen und dienen nur dem Geldbeutel einiger Pharmaunternehmen. Schlimmer noch, solange diese Gesetze bestehen, werden Menschen in Deutschland vorzeitig am Herztod und anderen vermeidbaren Krankheiten sterben. Die Zeit drängt, sagen Sie dies Ihrem Abgeordneten!

Es kann auch nicht länger angehen, daß das Bundesgesundheitsamt die finanziellen Interessen von Pharmafirmen gegen die Gesundheitsinteressen der Menschen ausspielt. Darüber hinaus muß sich die Bundesregierung über die jetzt in London eingerichtete europäische Gesundheitsbehörde für eine europaweite Gesetzgebung stark machen, die die »Vitaminfreiheit« jetzt und in Zukunft für alle Länder Europas festschreibt. All dies muß unverzüglich geschehen. Jeden Tag der Verzögerung bezahlen Tausende von Menschen in Europa buchstäblich mit dem Leben. Sprechen auch Sie mit Ihrem oder Ihrer Bundestagsabgeordneten über diese Forderungen, legen Sie ihr oder ihm ein Exemplar von »Nie wieder Herzinfarkt« auf den Tisch und bitten Sie um eine Stellungnahme. Fordern Sie

Ihre(n) Abgeordnete(n) auf, eine Gesetzesvorlage in den Bundestag einzubringen, die den freien Zugang zu Vitaminen und anderen Nahrungsergänzungsstoffen gesetzlich festschreibt. Weitere Hinweise, was Sie sonst noch tun können, finden Sie im Kapitel »Auch auf Sie kommt es an«.

16 Der Kampf gegen den Herztod kann jetzt gewonnen werden

Eine Entwicklung mit weltweiten Konsequenzen

Die ersten klinischen Studien, die den Schluß nahelegten, daß Vitamin-C-Mangel ein Hauptrisikofaktor für Herz-Kreislauf-Erkrankungen ist, wurden bereits 1941 von dem kanadischen Kardiologen J. C. Paterson veröffentlicht. Erst jetzt, über ein halbes Jahrhundert später, beginnen die Menschen weltweit zu erkennen, daß Herz-Kreislauf-Erkrankungen in erster Linie Vitaminmangelkrankheiten sind und daher weitgehend verhinderbar.

Ich werde oft gefragt: »Wenn dieses Wissen eher genützt worden wäre, könnte dann mein am Herzinfarkt verstorbener Vater oder Bruder noch leben?« Meine Antwort ist: »Sehr wahrscheinlich.«

Jedes Jahr sterben weltweit noch immer über 12 Millionen Menschen an Herzinfarkten und Schlaganfällen. In dem halben Jahrhundert, das vergangen ist, seit Dr. Paterson zum erstenmal zum Herzinfarktrisikofaktor Vitamin-C-Mangel Alarm schlug, sind über eine halbe Milliarde Menschen einen vorzeitigen Herztod gestorben – mehr als in allen Kriegen der Menschheitsgeschichte zusammengenommen.

Hätte man Dr. Patersons Studienergebnisse damals ernstgenommen, wäre die Sterblichkeit durch Herztod inzwischen auf einen Bruchteil zurückgegangen und Hunderte

Millionen Menschenleben wären gerettet worden. Wer hat dies zu verantworten?
Einzelnen Pionieren unter den Wissenschaftlern und Ärzten gebührt Anerkennung dafür, daß sie über Jahrzehnte die Flagge der Vitaminforschung oft gegen erheblichen Widerstand hochgehalten haben. Unter ihnen waren Irvin Stone, Linus Pauling, Abram Hoffer und andere. Trotz dieses persönlichen Einsatzes behielten in der öffentlichen Meinung bis vor kurzem diejenigen die Oberhand, die die Vitaminforschung diskreditierten und – gewiß nicht zuletzt aus ökonomischen Gründen – bekämpften. Erst jetzt, mit dem wissenschaftlichen Durchbruch im Bereich der Herz-Kreislauf-Forschung, wendet sich das Blatt, und die Erkenntnisse über die wahre Bedeutung der Vitamine erfahren weltweite Verbreitung.

Auf dem Weg zum medizinischen Durchbruch

Der erste Schritt hin zur Kontrolle der Herz-Kreislauf-Erkrankungen war die Entdeckung einer Verbindung zwischen Lipoprotein(a) und Vitamin C. Der menschliche Körper produziert den Risikofaktor Lipoprotein(a), um den Verlust an körpereigener Vitamin-C-Produktion wettzumachen. Als Ergebnis davon stirbt jeder zweite Mensch am Herzinfarkt, während Herzinfarkte und Schlaganfälle, wie bereits erwähnt, in der Tierwelt so gut wie nie vorkommen. Die Entdeckung dieses Zusammenhangs weckte mein Interesse an der Vitaminforschung.
Die nächste Etappe war der Abschluß der wissenschaftlichen Grundlagenarbeiten. 1991 faßte ich das moderne Verständnis der Herz-Kreislauf-Erkrankungen in zwei Publikationen mit dem Titel »Die Lösung des Rätsels der Herz-Kreislauf-Erkrankung« und »Ein einheitliches Kon-

zept der Herz-Kreislauf-Erkrankung, das zur Auslöschung dieser Krankheit führen wird«, zusammengefaßt. Zum ersten Mal in der Geschichte der Medizin war damit klar, daß Herzinfarkte und Schlaganfälle verhinderbar sind und daß sie künftigen Generationen weitgehend unbekannt sein werden. So lud ich den zweifachen Nobelpreisträger Linus Pauling als Coautor ein, und er war bereit, diese weitreichenden Schlußfolgerungen mit seinem Namen zu unterstützen.

In der wissenschaftlichen Fachwelt war sofort klar, daß mit diesen Arbeiten das Fundament zu einem neuen Verständnis der Herz-Kreislauf-Erkrankung gelegt war. Einer der ersten Glückwünsche kam vom Chefarzt der Kardiologie an der weltberühmten Harvard Universität, Professor Valentin Fuster. Im Juli 1992 schrieb er mir:

»Wahrscheinlich haben Sie recht mit Ihrer Aussage über die Rolle von Vitamin C bei der Verhinderung von Herz-Kreislauf-Erkrankungen«, und er kündigte an, daß seine eigene Abteilung jetzt ebenfalls in dieser Richtung forschen werde.

Der nächste Schritt war der Meinungsumschwung zu Vitaminen in den amerikanischen Medien. Im April 1992 erschien das TIME Magazine mit dem Titel »The Real Power of Vitamins« – »Die wahre Macht der Vitamine«. Anlaß zu dieser Titelgeschichte gab eine wissenschaftliche Konferenz der New Yorker Wissenschaftsakademie. Verschiedene Wissenschaftler trugen zu dieser Konferenz bei, und ich hatte das Privileg, unser neues Wissen über die herausragende Bedeutung der Vitamine bei der Verhinderung von Herz-Kreislauf-Erkrankungen vorzustellen.

Diese Ausgabe des Nachrichtenmagazins TIME bedeutete einen Wendepunkt in der Medienberichterstattung zum Thema Vitamine – und sie beendete Jahrzehnte, die geprägt waren von Vorurteilen und dem Boykott dieses Themas durch die Medien. Von nun an machte praktisch jede klinische Studie Schlagzeilen, die den Erfolg von Vitamintherapien dokumentierte. Diese positive Medienberichterstattung führte in den USA zu einem allgemeinen Meinungsumschwung in der Öffentlichkeit – mit weltweitem Echo.

Der nächste Schritt war die Veröffentlichung meiner populärwissenschaftlichen Bücher in den USA: »Die Auslöschung der Herzkrankheit« und »Warum kennen Tiere keinen Herzinfarkt«. Hundert Jahre zuvor, als Louis Pasteur entdeckte, daß Infektionskrankheiten durch Mikroorganismen verursacht werden, hatte es noch Jahrzehnte gedauert, bis die ersten Impfstoffe und Antibiotika entwickelt waren. Jetzt, da es darum geht, die Herz-Kreislauf-Erkrankungen zu besiegen, fällt diese Entwicklungsphase weg. Denn Vitamine und andere Nahrungsergänzungsstoffe sind als Antwort auf die Herz-Kreislauf-Epidemie bereits heute für jedermann verfügbar. Daher hängt die Zeit, die verstreichen wird, bis die Herz-Kreislauf-Epidemie unter Kontrolle gebracht ist, nur von einem einzigen Faktor ab: Wie schnell kann die Information über die Bedeutung der Vitamine beim Kampf gegen den Herztod verbreitet werden? Meine Bücher dienen genau diesem Ziel: der raschen Verbreitung dieses lebenswichtigen Wissens.

Die Kernbotschaft dieser Bücher ist einfach und klar: Tiere kennen keinen Herzinfarkt, und es gibt jetzt keinen Grund mehr, daß weiterhin Menschen am Herztod sterben sollen. Jeder kann diese Botschaft sofort für sich selbst nützen. Inzwischen sind auch zahlreiche amerikanische Universitätskliniken, ebenso wie die Amerikanische Herzgesellschaft, diesem Beispiel gefolgt und verteilen entsprechende Informationsblätter an ihre Patienten.

Der nächste Schritt waren die weltweit ersten Patente zur Heilung der Koronarsklerose, die wir erhielten. Zum erstenmal wurden damit Patente auf ein Therapieverfahren erteilt, das es erlaubt, atherosklerotische Ablagerungen auf natürliche Weise abzubauen. Die Aminosäure Lysin zum Beispiel ist damit auch patentrechtlich als »Teflon«-Substanz der Arterienwand anerkannt, die zusammen mit Vitamin C den Abbau atherosklerotischer Ablagerungen fördert.

Die nächste – sehr wichtige – Etappe war der Sieg, den Millionen Amerikaner in der Auseinandersetzung für den Erhalt der Vitaminfreiheit gegen das US-Bundesgesundheitsamt und die Lobby der pharmazeutischen Industrie erzielte. Denn während eine US-Bundesbehörde, das US-Patentamt, die ersten Patente zur Behandlung der Herz-Kreislauf-Erkrankung mit Vitaminen erteilte, versuchte plötzlich eine andere Behörde, das US-Bundesgesundheitsamt, Vitamine und andere Nahrungsergänzungsstoffe zu verschreibungspflichtigen Substanzen zu erklären und damit so zu verteuern, daß sie für viele Menschen unerschwinglich werden würden.

Warum, so fragte man sich 1992 in Amerika, hat das US-Bundesgesundheitsamt gerade zu diesem Zeitpunkt versucht, den freien Vertrieb von Vitaminen und anderen Nahrungsergänzungsstoffen zu verhindern? Meine Antwort: Es geht hier um einen Markt, der allein in den USA über hundert Milliarden Dollar jährlich umfaßt. Jetzt, da feststand, daß Vitamine die Antwort auf die Volkskrankheit Herzinfarkt sind, drohte dieser gigantische Markt auf einen Bruchteil zu schrumpfen.

Die absehbaren wirtschaftlichen Konsequenzen aus diesem wissenschaftlichen Durchbruch waren der Hauptgrund für die bisher beispiellose Attacke auf die Vitaminfreiheit, die das Bundesgesundheitsamt auch im Interesse einiger pharmazeutischer Unternehmen führte. Es war natürlich auch den Gesundheitsbürokraten klar, daß über hundert Millionen Amerikaner, die seit Jahrzehnten freien Zugang zu Vitaminpräparaten hatten, diese Beschneidung ihrer Freiheit nicht ohne weiteres verstehen würden. Die Behörde versuchte daher, ihre Pläne der Öffentlichkeit unter verschiedenen Decknamen »schmackhaft« und damit durchsetzbar zu machen.

Zuerst bemühte man das Schlagwort »Verbraucherschutz«. In einer groß angelegten Kampagne versuchte man zu propagieren, daß Vitamine verschreibungspflichtig sein müßten, um Millionen Amerikaner vor »Vitaminüberdosierungen« zu schützen. Wie absurd dieses Argument ist, wurde schnell klar, als die folgende US-Bundesstatistik bekannt wurde: Von 1983 bis 1990 gab es dort keinen einzigen Todesfall durch Vitamine, Aminosäuren und ähnliche Naturprodukte. Im selben Zeitraum starben aber jedes Jahr über 100 000 (hunderttausend!) Amerikaner an den Nebenwirkungen von Medikamenten, die durch eben dieses Gesundheitsamt zugelassen worden waren.

Der zweite Deckname, unter dem die Behörde die Vitaminfreiheit beschränken wollte, hieß »Internationalisierung«. Gemeint war die angebliche Notwendigkeit zu einer international einheitlichen Reglementierung von Vitaminpräparaten. Wohl mit Blick auf Deutschland und andere europäische Länder, in denen Pillen mit über 500 Milligramm Vitamin C immer noch als Medikament gelten und Aminosäuren auf dem »Index« stehen, wollte man die eigenverantwortliche Versorgung mit Vitaminen unterbinden.

Wie so oft, wenn die Wahrheit mit einer Machtdemonstration unterdrückt werden soll, ging auch in diesem Fall der Schuß nach hinten los. Millionen Amerikaner waren weder an einem »Verbraucherschutz« vor Vitaminen noch an einer »Internationalisierung« zurück ins Mittelalter in-

teressiert. In Bürgerinitiativen, mit Leserbriefen an Zeitungen und vor allem durch Besuche bei Abgeordneten setzten sie durch, daß Vitamine in den USA auch in Zukunft frei und uneingeschränkt verfügbar sein werden. Menschen jeden Alters, jeder Hautfarbe, aller Einkommensschichten und Vertreter aller politischen Überzeugungen taten sich zusammen und stellten klar, daß keine Behörde der Welt das Recht hat, den Anspruch von Millionen Menschen auf optimale Gesundheit einzuschränken. Eine große US-Zeitung sprach denn auch zu Recht von der größten Bürgerbewegung seit dem Vietnamkrieg.
Die Erfahrungen aus den USA können auch in Deutschland und anderen europäischen Ländern dazu beitragen, den freien Zugang zu Vitaminen endlich gesetzlich zu verankern: Zunächst brachten einige US-Abgeordnete eine Gesetzesvorlage zum Stopp der unsinnigen Pläne des Bundesgesundheitsamts und zum Erhalt der Vitaminfreiheit in den Kongreß ein. Dann besuchten Bürgerinitiativen buchstäblich Wahlkreis für Wahlkreis die noch unentschlossenen Abgeordneten und legten ihnen Berge von Forschungsergebnissen und klinischen Studien zur Bedeutung von Vitaminen für die Volksgesundheit auf den Tisch. Auch meine Bücher waren Teil der Dokumentation und unterstützten dieses wichtige Anliegen von seiten der Wissenschaft und Medizin. Auf diese Weise trug der wissenschaftliche Durchbruch der Erkenntnis über die Zusammenhänge zwischen Vitaminen und Herz-Kreislauf-Erkrankungen, der diesen Angriff ausgelöst hatte, gleichzeitig zu dessen erfolgreicher Abwehr bei: Die Abgeordneten ließen sich überzeugen.
Im August 1994 verabschiedete der US-Kongreß dann mit überwältigender Mehrheit Gesetze, die die Vitaminfreiheit in Amerika weiter gewährleisten und das Bundesgesundheitsamt an die Leine legen. Mehr noch, es darf jetzt sogar

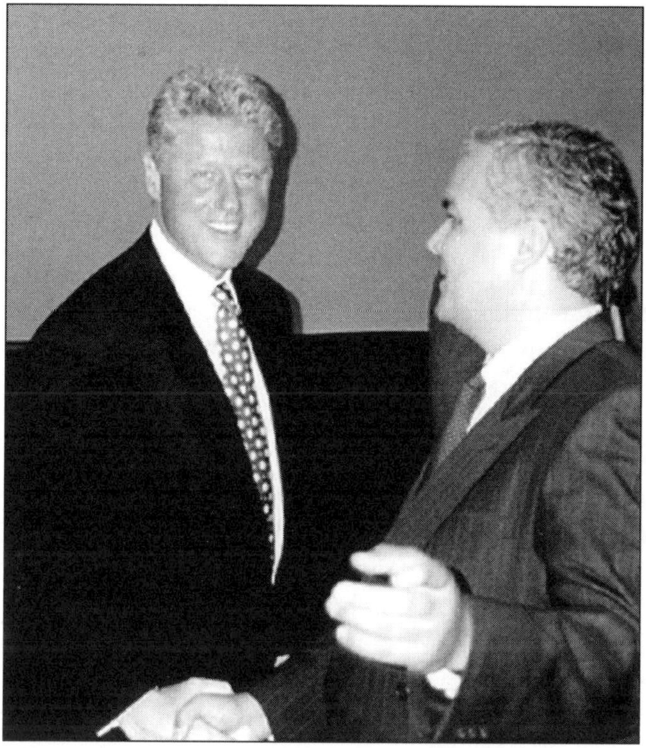

Dr. Rath trifft Präsident Bill Clinton im September 1995.

mit wissenschaftlichen Aussagen zur gesundheitlichen Bedeutung von Vitaminprodukten geworben werden.
Die Menschen Amerikas haben gegen eine Übermacht von ökonomischen Interessen einen der bedeutendsten Siege in ihrer Geschichte errungen haben. Wichtiger noch: der Erfolg für die Vitaminfreiheit in Amerika hat Auswirkungungen für Deutschland, Europa, ja die ganze Welt. Es ist höchste Zeit, in Deutschland und anderen europäischen Ländern eine Gesetzesreform zur Vitaminfreiheit durchzuführen, damit Millionen Menschen in Europa die-

se lebenswichtigen Natursubstanzen endlich uneingeschränkt nützen können. Darüber hinaus sollte jeder verantwortliche Politiker angesichts der unbewältigten Kostenexplosion auf dem Gesundheitssektor erkennen, daß es auch aus ökonomischen Gründen im Interesse jeder Volkswirtschaft liegt, diese neue Medizinrichtung aktiv zu unterstützen.
Die nächste Etappe war die Entwicklung der wissenschaftlichen Grundlagen der Zellular-Medizin. Die Medizin ist heute, ebenso wie praktisch alle anderen wissenschaftlichen Fächer, in eine Vielzahl von Disziplinen aufgeteilt. So wichtig diese Spezialisierung ist, sie verdeckt den Blick auf die Tatsache, daß auf der Ebene von Millionen Körperzellen über Krankheit und Gesundheit entschieden wird.
Dieser Gedanke ist nicht ganz neu: Schon im Jahre 1859 stellte der damalige Leiter der Berliner Charité, Rudolf Virchow, erstmals den Lehrsatz auf, daß Krankheiten auf der Ebene von Zellen entstehen. Seine »Zellularpathologie« wurde innerhalb weniger Jahre zur Grundlage der Krankheitsursachenlehre in allen Bereichen der Medizin.
Während Rudolf Virchow zelluläre Funktionsmängel als Ursachen von Krankheiten korrekt identifizierte, war er damals nicht in der Lage, zellulären Vitaminmangel als den Hauptgrund dieser Mangelfunktion zu erkennen; denn erst zu Beginn dieses Jahrhunderts wurden Struktur und biochemische Funktion von Vitaminen entdeckt.
Aber auch nach ihrer Entdeckung fanden Vitamine – unglücklicherweise – kaum Anwendung in Arztpraxen und Krankenhäusern. Erst jetzt schließt sich der Kreis von der Zellular-Pathologie zur Zellular-Medizin, und die Erkenntnisse über die Bedeutung des Vitamin-Zell-Komplexes für die Gesundheit kommen den Menschen auch in der Praxis zugute.
Die Perspektiven der Zellular-Medizin sind weitreichend.

Denn da sich die zellulären Grundfunktionen des Körpers in kommenden Generationen kaum ändern werden, sollte die Zellular-Medizin zu einer Grundlage der zukünftigen Medizin werden. Das Konzept der Zellular-Medizin ist so eingängig, daß es bereits vielerorts übernommen wurde, von Vitaminforschern ebenso wie von Pharmakonzernen. Dies ist zu begrüßen. Um den Ursprung dieses neuen Medizinverständnisses wird es ohnehin keine Mißverständnisse geben, da der Begriff der »Zellular-Medizin« urheberrechtlich geschützt ist.
Der bislang vorletzte Schritt zur Kontrolle der Herz-Kreislauf-Erkrankungen war die Entwicklung des Vitamin-Zell-Komplexes. Dieses Gesundheitsprogramm, das auf dem modernen Verständnis der Zellular-Medizin beruht, ist heute das führende Herz-Kreislauf-Präventions-Programm in den USA. Tausenden von Patienten, die dem Vitamin-Komplex-Programm folgen, geht es plötzlich besser als je zuvor. Herzinsuffizienz, Diabetes und andere Krankheiten mit normalerweise schlechter Prognose sind plötzlich ursächlich behandelbar geworden.
Dies führt natürlich auch zu einem rapide ansteigenden Interesse innerhalb der verschiedenen Heilberufe an der Zellular-Medizin. Jetzt erkennen auch Tausende von Ärzten, daß sie in Ernährungsmedizin völlig unzureichend ausgebildet sind, da dieses Fach in der Vergangenheit an kaum einer Universität gelehrt wurde.
Die letzte Etappe ist denn auch der weltweite Umbruch in der Medizin, der sich gegenwärtig vollzieht. 1995 wurde für die Zellular-Medizin das Jahr des Durchbruchs in den USA.

- In seiner Ausgabe vom 21. Juni signalisierte das Ärzteblatt der USA, das Sprachrohr der dortigen Ärztekammer, der amerikanischen Ärzteschaft, daß Vitamine künftig zur Basisbehandlung der Koronarsklerose werden könnten.

- Im Oktober 1995 beschlossen die führenden medizinischen Universitäten der USA, Lehrstühle für Ernährungsmedizin einzuführen, um für die zukünftigen Ärzte eine Grundausbildung in diesem Bereich der Medizin sicherzustellen.
- Im November 1995 vergab das Nationale Gesundheitsinstitut der USA (National Institutes of Health) Forschungsaufträge in Millionenhöhe an zehn der führenden Forschungseinrichtungen der USA, um Vitamintherapien und andere »alternative« Medizinverfahren zu erforschen. So etwas hat es noch nie gegeben.
- Die führenden medizinischen Universitäten, wie die Harvard Universität oder die Stanford Universität, empfehlen nunmehr in Patientenbroschüren, populärwissenschaftlichen Büchern und Rundbriefen die regelmäßige Einnahme von Vitaminen als Basis-Gesundheitsschutz.
- Vier Jahre nach unserer Veröffentlichung, mit der nachgewiesen wurde, daß Vitamin-C-Mangel die Hauptursache für Herz-Kreislauf-Erkrankungen darstellt, wurde jetzt der Richtwert für die in den USA offiziell empfohlene tägliche Mindestmenge an Vitamin C mehr als verdreifacht: von 60 mg auf 200 mg.

Auch in Deutschland und Europa wächst das Interesse an Vitaminen in der Bevölkerung und innerhalb der Heilberufe. Bereits jetzt sind zwei von drei deutschen Ärztinnen und Ärzten natürlichen Behandlungsmethoden gegenüber aufgeschlossen.

17 Aufruf zu einem internationalen Programm zur Kontrolle von Herz-Kreislauf-Erkrankungen*

»Gegenwärtig raffen Koronare Herzkrankheit, Schlaganfall und andere Formen von Herz-Kreislauf-Erkrankungen Millionen Menschenleben dahin, und weitere Millionen werden zu Invaliden. Wir haben jetzt die Chance, diese Todes- und Invaliditätsrate drastisch zu senken – durch optimale Nahrungsergänzung mit Vitaminen und anderen wichtigen Nahrungsergänzungsstoffen.

Im Laufe der vergangenen Jahre haben wir und unsere Kollegen zwei bemerkenswerte wissenschaftliche Entdeckungen gemacht: zum einen, daß die Hauptursache der Herz-Kreislauf-Erkrankungen eine unzureichende Einnahme von Vitamin C ist – ein Mangel, an dem fast alle Menschen der Erde leiden. Vitamin-C-Mangel führt zu Instabilität der Arterienwand und setzt den Prozeß der Atherosklerose in Gang, vor allem an Stellen mechanischer Belastung. Wir schlußfolgern, daß Cholesterin und andere Risikofaktoren

---

* *Dieses ursprünglich handschriftliche Dokument ist der letzte öffentliche Aufruf des zweifachen Nobelpreisträgers Linus Pauling. Mit ihm hat er nicht nur den Durchbruch zum Sieg über die Herz-Kreislauf-Erkrankung unterstützt, sondern auch die Vitaminforschung in die Hände der nächsten Generation gelegt.*

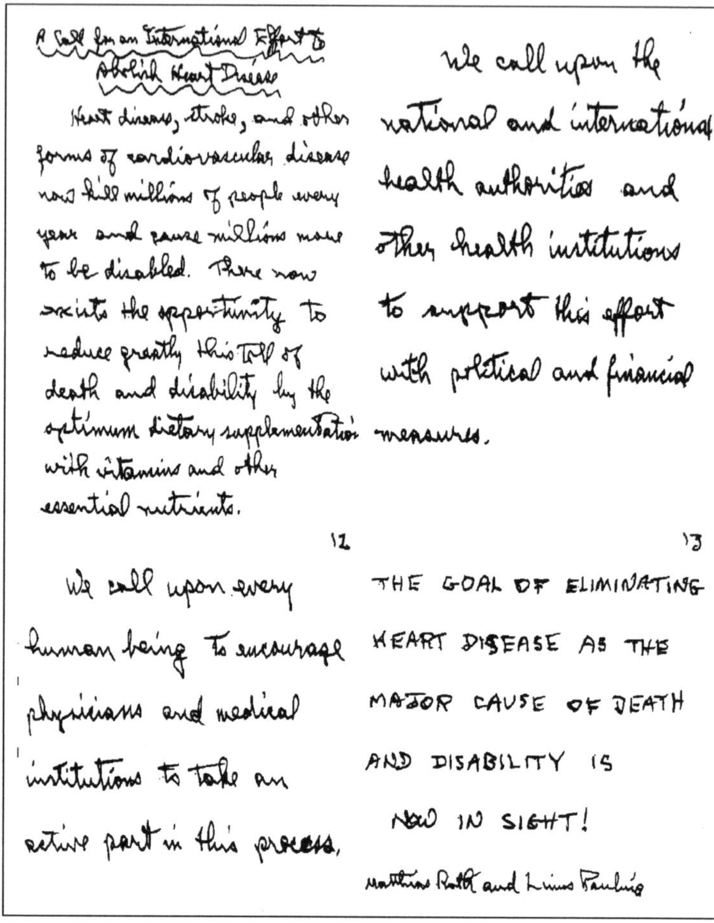
A Call for an International Effort to Abolish Heart Disease

Heart disease, stroke, and other forms of cardiovascular disease now kill millions of people every year and cause millions more to be disabled. There now exists the opportunity to reduce greatly this toll of death and disability by the optimum dietary supplementation with vitamins and other essential nutrients.

12

We call upon the national and international health authorities and other health institutions to support this effort with political and financial measures.

13

We call upon every human being to encourage physicians and medical institutions to take an active part in this process.

THE GOAL OF ELIMINATING HEART DISEASE AS THE MAJOR CAUSE OF DEATH AND DISABILITY IS NOW IN SIGHT!

Matthias Rath and Linus Pauling

Originalseite aus dem handschriftlichen Konzept dieses Manifests.

im Blut das Risiko für Herz-Kreislauf-Erkrankungen nur dann erhöhen, wenn die Arterienwand bereits durch Vitamin-C-Mangel geschwächt ist.

Weiter entdeckten wir, daß das wichtigste Cholesterin-Transportpartikel, das zu atherosklerotischen Plaques führt, nicht LDL (Low Density Lipoprotein) ist, sondern ein

verwandtes Lipoprotein, Lipoprotein(a). Ferner können bestimmte essentielle Nahrungsergänzungsstoffe, besonders die Aminosäure Lysin, die Ablagerungen von Lipoproteinen verhindern und möglicherweise bereits existierende Ablagerungen wieder rückgängig machen.
Wir sind zu dem Schluß gekommen, daß eine optimale Nahrungsergänzung durch Vitamin C und einige andere Nahrungsergänzungsstoffe Koronare Herzkrankheit und Schlaganfälle weitgehend verhindern und bereits bestehende Erkrankungen wirkungsvoll behandeln können. Wissenschaftliche Untersuchungen sowie klinische und epidemiologische Studien unterstützen diese Folgerung.
Das Ziel ist jetzt in Sicht: die Ausschaltung von Herz-Kreislauf-Erkrankungen als Ursache von Tod und Invalidität für die gegenwärtige Menschheitsgeneration und für zukünftige Generationen. Da Millionen Menschenleben auf dem Spiel stehen, darf jetzt keine Zeit mehr verloren werden!
Wir appellieren an unsere Kollegen in Wissenschaft und Medizin, sich tatkräftig an einem internationalen Forschungsprogramm zu beteiligen, das Grundlagenforschung und klinische Studien umfaßt, um den Wert von Vitamin C und anderen Nahrungsstoffen bei der Kontrolle von Herz-Kreislauf-Erkrankungen zu erforschen.
Wir appellieren an die nationalen und internationalen Gesundheitsorganisationen und andere Gesundheitsbehörden, dieses Programm mit politischen und finanziellen Mitteln zu unterstützen. Wir appellieren an alle Menschen, Ärzte und medizinische Institutionen vor Ort zu ermutigen, sich aktiv an diesem Programm zu beteiligen. Das Ziel, die Ausschaltung von Herz-Kreislauf-Erkrankungen als Hauptursache von Tod und Invalidität, ist jetzt in Sicht!

Matthias Rath und Linus Pauling

18 Auch auf Sie kommt es jetzt an!

Wie einst in den USA, so wird auch in Deutschland die praktische Anwendung des Vitamin-Zell-Komplex-Programms durch überkommene Vorschriften und massive Wirtschaftsinteressen behindert. Wie lange es dauert, bis Sie und alle anderen Menschen in Ihrem Land sich wirksam vor Atherosklerose und Herzinfarkt schützen können, hängt jetzt auch von Ihnen ab. Was können Sie persönlich tun?

Kopieren Sie den im Vorwort abgedruckten »offenen Brief« zusammen mit anderen für Sie wichtigen Aussagen dieses Buches und schicken Sie sie an Ihre Abgeordneten in den verschiedenen demokratischen Gremien, vor allem in Land- und Bundestag. Schreiben Sie in einem kurzen Begleitbrief, daß Sie die Ziele unserer Arbeit unterstützen.

Wenn möglich, statten Sie Ihren Abgeordneten einen persönlichen Besuch ab und legen Sie ihnen dieses Buch vor. Planen Sie den Abgeordnetenbesuch zusammen mit einigen Freunden, denen dies ebenfalls ein Anliegen ist.

Reichen Sie dieses Buch auch an Verwandte, Nachbarn und Freunde weiter und sprechen Sie mit ihnen über den Inhalt.

Die Erfahrungen in den USA haben gezeigt, daß es besonders wichtig ist, Zeitungen, Rundfunk- und Fernsehanstal-

ten zu informieren, um die Verbreitung dieser Information auch durch die Medien zu erreichen.
Wir wissen, daß in diesem Jahrhundert über eine halbe Milliarde Menschen der Herz-Kreislauf-Epidemie zum Opfer gefallen sind, obwohl die Maßnahmen zur Kontrolle der Krankheit verfügbar gewesen wären. Wir alle sollten aus dieser Entwicklung lernen und ab jetzt mehr persönliche Verantwortung für unsere Gesundheit übernehmen und uns weniger auf Interessengruppen verlassen. Die Vergangenheit können wir nicht mehr beeinflussen, sehr wohl aber die Zukunft. Auch auf Sie kommt es jetzt an!

19 Der Beweis: Der Vitamin-Zell-Komplex stoppt Koronaratherosklerose bereits im Frühstadium

Erste Ergebnisse einer laufenden klinischen Studie

Eigentlich ist das Buch ja bereits fertig und steht unmittelbar vor der Freigabe zum Druck. Da läutet in meinem Büro in San Francisco das Telefon: »Dr. Rath, wir haben jetzt die ersten Jahreswerte der klinischen Studie. Unsere Erwartungen haben sich voll bestätigt!«
Wenig später laufen die detaillierten Berichte aus dem Faxgerät. Sie enthalten nicht mehr und nicht weniger als den wissenschaftlichen Beweis für unsere bislang nur an Einzelfällen nachgewiesene These: Das Vitamin-Zell-Komplex-Programm ist in der Lage, das Fortschreiten der Koronarsklerose und damit die Koronare Herzerkrankung bereits im Frühstadium aufzuhalten.
Dies ist um so bemerkenswerter, als die Koronarsklerose, wenn sie einmal begonnen hat, relativ rasch fortschreitet. Wird sie nicht behandelt, entwickeln sich im Verlauf dieser aggressiven Erkrankung jedes Jahr mehrere zusätzliche atherosklerotische Plaques entlang der Koronararterienwände.
Daß diese Studie relativ lange auf sich warten ließ, hat auch technische Gründe: Bislang war es nur mit aufwendigen und für den Patienten belastenden Methoden möglich, die atherosklerotischen Ablagerungen in den Koronararterien der Herzpatienten zu messen. Erst seit kurzer

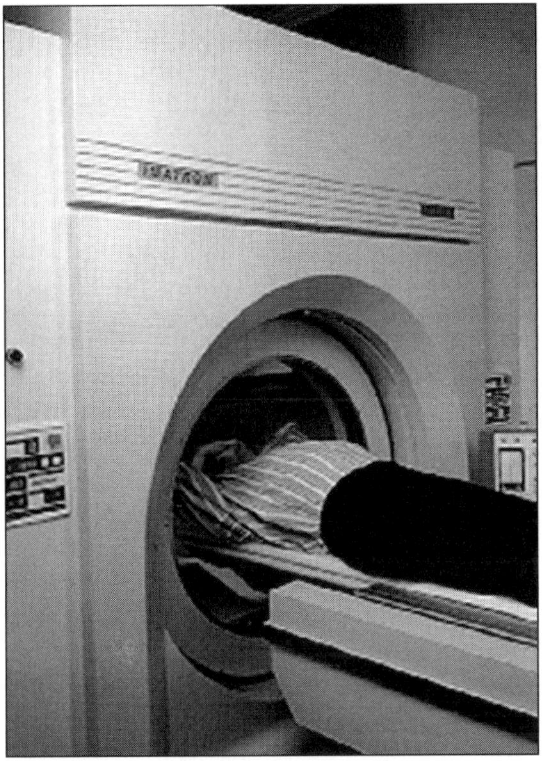

Die Ultrafast-Computer-Tomographie, das »Mammogramm des Herzens«, wird inzwischen weltweit zur nicht-invasiven Diagnose der Koronarsklerose verwendet.

Zeit steht uns mit dem Ultrafast-Computer-Tomographen ein Gerät zur Verfügung, das es erlaubt, selbst so kleine Veränderungen wie Ablagerungen in den Koronararterien zuverlässig sichtbar zu machen.
Dieses bereits kurz beschriebene Testverfahren erlaubt es, die Größe der atherosklerotischen Ablagerungen in den Koronararterien mittels einer speziellen Röntgenuntersuchung festzustellen. Die Röntgenbilder werden mit Hil-

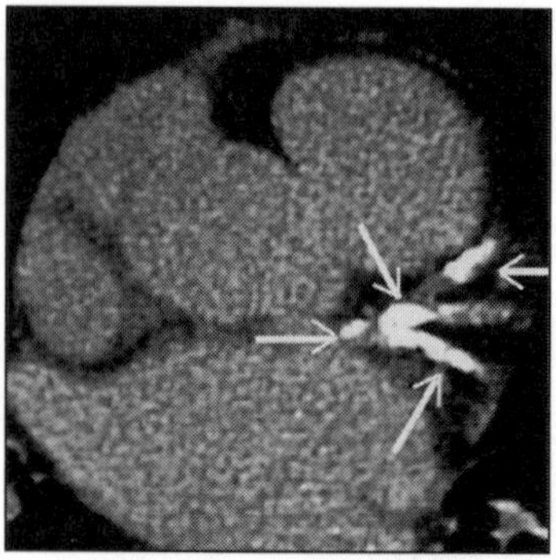

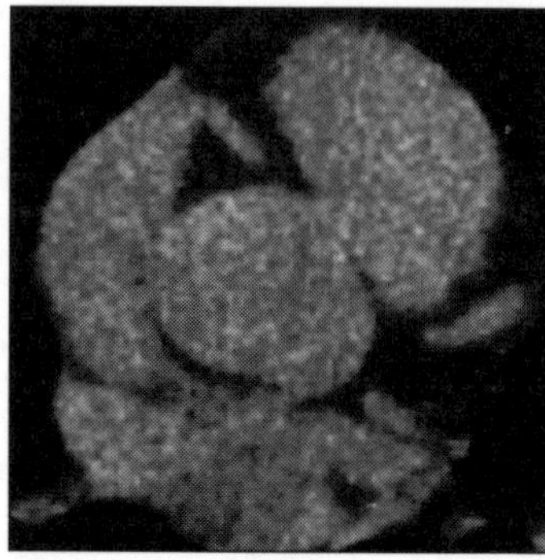

Links: Ultrafast-CT-Scan eines Patienten mit fortgeschrittener Koronarsklerose. Die weißen Flächen sind Kalkablagerungen in den Koronararterienwänden. Rechts: Ultrafast-CT-Scan vom Herzen des Autors. Es sind keinerlei Ablagerungen zu erkennen.

fe eines Computers automatisch ausgewertet, und das Ausmaß der Koronarsklerose läßt sich damit auf nicht-invasive Weise bestimmen. Die diagnostizierten Koronarablagerungen sind als weiße Flächen erkennbar. Je weiter die koronare Herzerkrankung fortgeschritten ist, desto größer ist der vom Computer ermittelte Grad (Score) der Koronaratherosklerose.

Diese revolutionäre Diagnosetechnik erlaubt es erstmals, Koronarablagerungen im Frühstadium festzustellen, lange bevor Symptome auftreten. Da diese nicht-invasive Untersuchung die Ablagerungen unmittelbar in den Arterienwänden selbst mißt, ist die Aussagekraft für das Herzinfarktrisiko um ein vielfaches größer als jede Cholesterinbestimmung im Blut.

Die klinische Studie mit dem Vitamin-Zell-Komplex umfaßt über 60 Koronarpatienten, die über ein Jahr dem Vitamin-Zell-Komplex-Programm folgten. Die tägliche Dosis des Komplexes entsprach der dreifachen Minimalmenge, also den höheren Mengenangaben der auf Seite 24/25

aufgelisteten Bestandteile des Vitamin-Zell-Komplexes. Jeweils zu Beginn der Studie, nach 6 Monaten und nach 12 Monaten Studiendauer wurden Ultrafast-CT-Untersuchungen der Koronararterien durchgeführt. Darüber hinaus wurden als Ausgangswerte Ultrafast-CT-Bilder herangezogen, die von jedem Patienten innerhalb eines Jahres vor Beginn des Vitamin-Zell-Komplex-Programms angefertigt worden waren. Das Fortschreiten der Koronarsklerose in jedem einzelnen Patienten wurde zunächst ohne und dann mit dem Vitamin-Zell-Komplex-Programm bestimmt. In dieser Studie bildeten also die Patienten selbst ihre eigene Kontrollgruppe.
Die Ergebnisse im Frühstadium der Koronarablagerungen, also noch bevor Symptome auftreten, hatten wir mit größter Spannung erwartet. Sie sind von besonderer Bedeutung, weil Millionen Menschen davon betroffen sind. Noch am gleichen Tag telefonierte ich mit meinem Verleger in Deutschland, und wir waren sofort einig: zumindest die ersten Ergebnisse dieser einzigartigen Studie müssen in diesem Buch erstmals im deutschen Sprachraum vorgestellt werden. Denn wie die Diagnoseergebnisse von 16 Patienten mit beginnender Koronarsklerose zeigen, kann mit Hilfe des Vitamin-Zell-Komplex-Programms das rasante Fortschreiten der Koronaren Herzerkrankung auf natürliche Weise zum Stillstand gebracht, und in Einzelfällen können die Folgen der Erkrankung sogar schon innerhalb eines Jahres rückgängig gemacht werden.
Diese Studie beweist, daß die sich über viele Jahre und Jahrzehnte entwickelnde Koronarsklerose mit Hilfe des Vitamin-Zell-Komplexes innerhalb nur eines Jahres gestoppt werden kann. Fortgeschrittene Stadien der Koronaren Herzerkrankung brauchen möglicherweise etwas länger; dasselbe gilt natürlich auch für die Umkehr der Koronaren Herzerkrankung. Die umfangreichen Ergebnisse

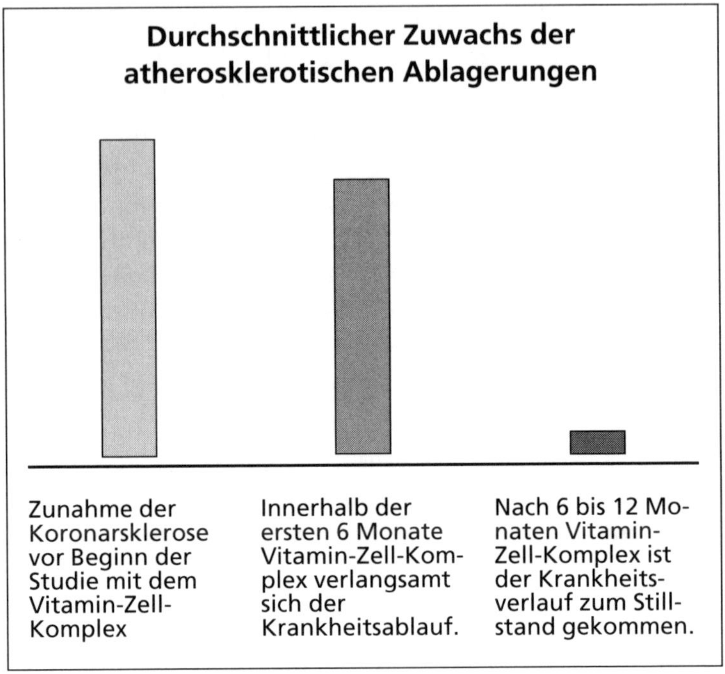

dieser Studie werden noch in diesem Jahr veröffentlicht, doch schon heute ist ihre Bedeutung für die Menschheit unübersehbar: Erstmals in der Geschichte ist damit direkt an den atherosklerotischen Ablagerungen von Koronarpatienten der klinische Beweis erbracht worden, daß der Vitamin-Zell-Komplex in der Lage ist, innerhalb eines Jahres die Koronare Herzerkrankung zu stoppen und in Einzelfällen sogar bereits bestehende Ablagerungen wieder abzubauen. In Form des Vitamin-Zell-Komplex-Programms können sich jetzt Millionen Menschen weltweit diesen medizinischen Durchbruch zunutze machen und sich wirksam vor Herzinfarkt schützen.

20 »Wir brauchen ein neues Gesundheitswesen«

Ein Gespräch mit Dr. med. Matthias Rath

(Das Gespräch führte Dr. Horst Meyer, Geschäftsführer von Health Now Europa aus Anlaß der vierten Auflage von »Nie wieder Herzinfarkt«.)

Dr. Meyer: Die ersten drei Auflagen Ihres Buches »Nie wieder Herzinfarkt« waren sofort vergriffen. Wie erklären Sie sich das?

Dr. Rath: Der Erfolg von »Nie wieder Herzinfarkt« kommt nicht überraschend. Er ist in erster Linie Ausdruck einer tiefen Unzufriedenheit mit der fortschreitenden Misere des deutschen Gesundheitswesens. Und zu Recht. Weder bei der Herz-Kreislauf-Epidemie noch bei anderen großen Volkskrankheiten wurden bislang entscheidende Durchbrüche in der Vorbeugung erzielt. Trotz anderslautender Sensationsmeldungen breiten sich diese Zivilisationskrankheiten weiterhin fast ungehindert aus. Die Kosten im Gesundheitswesen, insbesondere für Medikamente, eskalieren, und ganze Volkswirtschaften werden zu Geiseln eines falsch konzipierten medizinischen Versorgungssystems. Jetzt stellt sich auch noch heraus, daß ganze Medikamentengruppen, wie Cholesterinsenker und bestimmte Kalziumblocker, die von Millionen Menschen zur Verringerung eines Herz-Kreislauf-Risikos eingenommen werden, potentiell krebserregend sind.

Und in dieser trostlosen Situation erscheint ein Buch, das zeigt, wie der Herztod besiegt werden kann, und dies zu einem winzigen Bruchteil der Kosten, die derzeit zur Behandlung der koronaren Herz-Kreislauf-Erkrankung und ihrer Folgen aufgewendet werden müssen. Durch die natürliche Umkehr der Koronarsklerose mit Hilfe des Vitamin-Zell-Komplexes kommen wir dem uralten Menschheitstraum von einem langen, gesunden Leben ein großes Stück näher: Herz-Kreislauf-Erkrankungen werden künftigen Generationen fast unbekannt sein, und die durchschnittliche Lebenserwartung wird bald auf über hundert Jahre ansteigen. »Nie wieder Herzinfarkt« ist ein Handbuch, das für jeden nachvollziehbar erklärt, wie Herz-Kreislauf-Probleme entstehen und, vor allem, wie sie auf natürliche Weise zu verhindern und zu korrigieren sind. Jeder, der das Buch liest, wird erkennen, daß dieser Durchbruch nicht der etablierte Medizin zu verdanken sein wird, sondern in erster Linie dem mündigen Menschen, der auch die Sorge um seine Gesundheit eigenverantwortlich in die Hand nimmt. Das macht Mut, und natürlich verbreitet sich diese gute Nachricht wie ein Lauffeuer.

Dr. Meyer: Auch bei uns im Büro von Health Now Europa war die Reaktion überwältigend.

Dr. Rath: Es bestätigt sich wieder einmal, daß nichts die Wahrheit aufhalten kann, wenn die Zeit dafür gekommen ist. Tausende haben bereits »Nie wieder Herzinfarkt« gelesen, die Röntgenbilder vom natürlichen Abheilen der Koronarsklerose durch den Vitamin-Zell-Komplex wurden von SAT1, RTL und anderen Fernsehsendern ausgestrahlt und gingen um die Welt. Beim Verleger des Buches gingen Glückwunschschreiben ein, in denen begrüßt wurde, daß endlich ein deutscher Verlag den Mut hatte, ein so wichtiges Thema aufzugreifen.

Dr. Meyer: Es gab darüber hinaus auch internationale Reaktionen auf die Veröffentlichung dieser medizinischen Sensation in Deutschland.

Dr. Rath: Das weltweite Ausmaß dieser Reaktionen unterstreicht die Bedeutung des Problems. Offensichtlich landete bereits das Manuskript meines Buches in den Chefetagen der Pharmakonzerne. Dort beschloß man, umgehend die Notbremse zu ziehen. Unter der Federführung der deutschen Pharmaindustrie gibt es nun tatsächlich Bestrebungen, Aussagen zur Heilwirkung von Vitaminen und anderen Nahrungsergänzungsstoffen generell gesetzlich verbieten zu lassen, und zwar weltweit. Diese skandalöse Gesetzesvorlage wird gegenwärtig in einer Geheimkommission vorbereitet, die sich »Codex Alimentarius« nennt und bei der UNO Handelsorganisation GATT Unterschlupf gefunden hat. Nach Angaben der Zeitschrift *Raum und Zeit* vom Juli 1996 sind neunzig Prozent der Mitglieder dieser Kommission Interessenvertreter der Pharmaindustrie! Die nächste Tagung dieser »Geheimkommission« findet im Oktober 1996 in Bonn statt. An dieser Stelle möchte ich eine Bitte an meine Leser einflechten: Besorgen Sie sich eine Kopie des Artikels in *Raum und Zeit* und legen Sie diese zusammen mit diesem Buch Ihren Bundestagsabgeordneten vor. Kein Parlament und keine Regierung hat das moralische Recht, die Gesundheitsinteressen seiner Bürger zugunsten einiger Pharma-Multis mit Füßen zu treten. Schließlich geht es dabei buchstäblich um Leben und Gesundheit von Millionen Menschen. Auch die Medien stehen jetzt in der Pflicht, das unethische Ansinnen dieser Geheimkommission öffentlich anzuprangern.

Dr. Meyer: Unterstützung für den medizinischen Durchbruch in der Vitamin-Herzinfarkt-Forschung kam dann aber von der internationalen Ärzteschaft.

Dr. Rath: Ja, am 1. Juli 1996 veröffentlichte *Circulation,* die Fachzeitschrift der amerikanischen Herzgesellschaft (American Heart Association, AHA), immerhin die größte Kardiologenvereinigung der Welt, eine Studie, die zeigt,

daß Vitamin C entscheidend zur Verhinderung von Herz-Kreislauf-Erkrankungen beiträgt. An der Studie selbst war nichts Außergewöhnliches. Sie bestätigte nur die bereits bekannten Wirkungsweisen von Vitamin C, diesmal durch Verabreichen in Ampullenform. Diese eher unscheinbare Veröffentlichung in *Circulation* wurde von einer massiven und in diesem Umfang einzigartigen Public-Relations-Kampagne der Amerikanischen Herzgesellschaft begleitet, die über alle großen Fernsehsender und Zeitungen der USA in die ganze Welt ging. Mit dieser beispiellosen Kampagne zur Bedeutung von Vitamin C bei der Vorbeugung gegen Herz-Kreislauf-Erkrankungen hat der größte Kardiologenverband der Welt anerkannt, daß sich hier ein Wandel vollzieht, der die medizinische Welt verändern wird. Statt hinterherzuschauen, entschloß man sich, auf den abfahrenden Zug aufzuspringen.
Dieser Entschluß der Amerikanischen Herzgesellschaft ist uneingeschränkt zu begrüßen, insbesondere weil damit einer wachsenden Zahl von Ärzten klar wird, daß sie selbst Opfer von Unwissenheit und Desinformation gewesen sind, da ihnen wesentliche Informationen über die Heilwirkung von Vitaminen während des Studiums und der beruflichen Fortbildung vorenthalten wurden.
Dr. Meyer: Wie waren die ersten Reaktionen seitens der deutschen Ärzteschaft?
Dr. Rath: Positiv, wenn auch vielleicht noch etwas verhalten, weil »Nie wieder Herzinfarkt« doch einen Umdenkprozeß erfordert, und das braucht selbstverständlich Zeit. Doch die fortschrittlichen Ärzte haben auch in Deutschland die Zeichen der Zeit erkannt. Ich möchte an dieser Stelle insbesondere Professor Hetzer und die Leitung des Deutschen Herzzentrums in Berlin hervorheben. Dort führen wir eine klinische Studie durch, die untersucht, wie häufig der Vitamin-Zell-Komplex Patienten mit Herz-

schwäche, die auf eine Herztransplantation warten, diese Operation ersparen kann – also eine der großen Herausforderungen der Kardiologie unserer Zeit.

Dr. Meyer: Aber nicht alle Ärzte haben »Nie wieder Herzinfarkt« mit Begeisterung aufgenommen.

Dr. Rath: Natürlich nicht. Skeptiker und Dogmatiker gibt es überall. Als Galileo Galilei die Erkenntnis propagierte, daß sich die Erde um die Sonne dreht, wurde er von allen Seiten bekämpft. Er »taufte« seine Gegenspieler »Schwalben-Liga«. Und genauso, wie es damals eine Schwalben-Liga gab, so gibt es heute eine »Cholesterin-Liga«, deren Vertreter immer noch den Masseneinsatz von Cholesterinsenkern predigen.

Dr. Meyer: Sie erwähnen die potentiell krebserregende Wirkung von Cholesterin senkenden Medikamenten. Was hat es damit auf sich?

Dr. Rath: In der Ausgabe vom 3. Januar 1996 alarmierte das Amerikanische Ärzteblatt, das *Journal of the American Medical Association* (JAMA), die amerikanische Ärzteschaft mit der Meldung, daß die gängigsten Medikamente zur Cholesterinsenkung potentiell krebserregend sind. Dr. Newman und Dr. Hulley von der Kalifornischen Universität in San Francisco berichteten in diesem Artikel nicht etwa über ihre eigenen Untersuchungen. Die Sache war viel brisanter. Denn der wissenschaftliche Bericht beruhte auf den umfassenden tierexperimentellen Studien, die die Pharmakonzerne selbst beim Bundesgesundheitsamt der USA, der Food and Drug Administration (FDA), eingereicht hatten, um die Zulassung dieser Medikamente zu erwirken. Bei allen Studien wurde dabei eine erschreckende Rate an Krebsfällen festgestellt, und das zum Teil schon mit einer Medikamentendosis, wie sie gegenwärtig Hunderttausenden von Patienten verabreicht wird. In dem Artikel wurde dann auch die berechtigte Frage gestellt: Wie konnte das Bundesgesundheitsamt diese Medikamente zulassen, obwohl deren krebserregende Wirkung eindeutig bekannt war? Die fast unglaubliche Antwort: Die Pharmaunternehmen hatten die krebserregende Wirkung so weit heruntergespielt, daß das US-Bundesgesundheitsamt die Zulassung erteilte. Auch das deutsche Bundesgesundheitsamt muß sich jetzt der Frage stellen, auf welcher Grundlage diese Medikamente in Deutschland überhaupt zugelassen wurden.

Dr. Meyer: Wie hat die amerikanische Öffentlichkeit auf diese Nachricht reagiert?

Dr. Rath: Die Nachricht des amerikanischen Ärzteblattes, daß Cholesterinsenker potentiell krebserregend sind, machte natürlich Schlagzeilen. Viele Patienten kamen mit ihren Cholesterinsenkern zu ihren Ärzten und stellten die berechtigte Frage: Bekomme ich Krebs, wenn ich diese Medikamente weiter nehme? Natürlich konnte kein Arzt diese Frage beantworten.

Die amerikanische Ärzteschaft war verunsichert, nicht jedoch die Pharmaunternehmen. Sie reagierten prompt und organisierten mit Millionenaufwand einen gigantischen Werbefeldzug, in dem sie sich direkt an den Patienten wenden. In minutenlangen Fernsehspots wird dabei zunächst das Cholesterin-Gespenst beschworen und die Angst vor dem angeblich damit verbundenen Herzinfarktrisiko geschürt. Dann wird eine gebührenfreie Telefonnummer eingeblendet, unter der der Zuschauer weitere Information zum Thema »Cholesterin« anfordern kann, die er dann auch zugesandt bekommt. Etwa eine Woche später erhält derselbe Zuschauer unaufgefordert einen zweiten Brief. In diesem zweiten Schreiben steckt auch ein Coupon im Wert von zehn US-Dollar. Die Aufforderung ist unmißverständlich: Gehen Sie zu Ihrem Arzt und lassen Sie sich den Cholesterinsenker dieser Firma verschreiben.

Im Gegenzug erhalten Sie einen Rabatt von zehn US-Dollar. Mit dieser scheinbar großzügigen Geste will der Hersteller Kunden bei der Stange halten, obwohl das beworbene Produkt potentiell krebserregend ist und das damit reduzierte Cholesterin als Hauptursache des Herzinfarkts keineswegs gesichert ist.
Erstaunlich ist natürlich auch die Tatsache, daß der Skandal um die krebserregende Nebenwirkung von Cholesterinsenkern in Deutschland noch gar kein Thema ist und offensichtlich von interessierter Seite her noch immer totgeschwiegen werden kann. Hier sind jetzt alle gefordert: die Ärztekammern, die Behörden, Bundestagsabgeordnete und die Bundesregierung, vor allem aber auch die Medien.
Dr. Meyer: Und mitten in die Krise der konventionellen Medizin kommt nun Ihre einfache Botschaft: Herz-Kreislauf-Erkrankungen sind die Folge von chronischem Vitaminmangel. Das ist schon explosiv. Wie kommt es eigentlich, daß wir davon erst jetzt erfahren?
Dr. Rath: Darauf gibt es eine plausible Antwort. Mit wenigen Ausnahmen sind Vitamine und andere Nahrungsergänzungsstoffe nicht patentierbar, und damit ist für diese Naturstoffe die Gewinnspanne beim Verkauf viel niedriger als bei Medikamenten. Während des gesamten 20. Jahrhunderts gab es also kaum einen finanziellen Anreiz für die Pharmaindustrie, in klinische Studien mit Vitaminen zu investieren. Deshalb findet man auch kaum einschlägige Studien in medizinischen Fachzeitschriften und Lehrbüchern.
Generationen von jungen Ärzten verließen daher die Universitäten mit wenig oder keinerlei Wissen über die gesundheitliche Bedeutung von Vitaminen, und so fanden auch die vorhandenen Kenntnisse keine Anwendung in den Arztpraxen und Krankenhäusern. So unglaublich es

klingt, als direkte Folge davon sterben bis heute Millionen Menschen an Herzinfarkten, Schlaganfällen und anderen vermeidbaren Folgen chronischen Vitaminmangels.

Dr. Meyer: Was sind die nächsten Schritte von »Health Now«?

Dr. Rath: In den nächsten Monaten werden sich Wut und Empörung über das Ausmaß dieses Skandals, dem Millionen Menschen, Väter, Mütter, Schwestern, selbst Kinder zum Opfer fielen, auch in Deutschland ausbreiten, gibt es doch kaum eine Familie, in der nicht Angehörige am Herzinfarkt oder Schlaganfall verstorben sind – um Jahrzehnte zu früh, wie wir inzwischen wissen. Wir müssen erkennen, daß die bestehenden Strukturen der etablierten Medizin und des Gesundheitswesens in mancher Hinsicht kläglich versagt haben. Jetzt müssen die Strukturen eines neuen Gesundheitswesens geschaffen werden, in dem die Menschen selbst Mitverantwortung für ihre Gesundheit übernehmen und dies auch können, weil alle eine medizinische Grundausbildung erhalten, die bereits im Kindergarten und in der Grundschule beginnt. Wir brauchen ein Gesundheitswesen, in dem es mehr Gesundheitszentren und weniger Krankenhäuser gibt, in dem der Schwerpunkt der medizinischen Versorgung bei den Gemeinden und Stadtteilen liegt und nicht bei hochtechnisierten Spezialkliniken. Es muß ein Gesundheitswesen sein ohne Latein, bei dem man keinen Dolmetscher mehr braucht, der dem Patienten die Diagnosen über die Fehlfunktionen seines eigenen Körpers erst ins Deutsche übersetzen muß, und ein Gesundheitswesen, in dem auch die pharmazeutische Forschung einer gezielten öffentlichen Kontrolle unterliegt.

Unsere Firma mit dem programmatischen Namen »Health Now«, oder »Gesundheit jetzt«, gehört zu den Architekten dieses neuen Gesundheitswesens. Besonders wichtig ist, daß es jetzt auch »Health Now« in Europa gibt. Ich denke, wir sollten von hier aus all diejenigen einladen, die »Health Now« bei der historischen Aufgabe unterstützen wollen, ein neues, effektives und bezahlbares Gesundheitswesen mitzugestalten.

Dank

Mein Dank gebührt jenen, die zum Gelingen der deutschen Ausgabe meines Buches wesentlich beigetragen haben. Frau Dr. Sinhuber vom Verlagshaus Langen Müller Herbig in München, Herrn Dr. Neuberger für die Produktion, Frau Lambrecht für die organisatorische Hilfe.
Mein Dank gebührt auch jenen, ohne deren Hilfe und Unterstützung dieser medizinische Durchbruch Millionen Menschen erst Jahre später zugute kommen würde:
Dr. Roger Barth, Dr. Alexander Cross, Dr. Horst Meyer und Bernard Murphy; meinen engsten Mitarbeitern von Health Now, Jeffrey Kamradt, Dr. Aleksandra Niedzwiecki und Martha Best; insbesondere auch meiner Familie in Deutschland.
Besonderer Dank gilt meinen juristischen Beratern und Patentanwälten Melvin Belli, Megan Carroll, George Limbach, Kevin McLean und Mario Rosati, die diese medizinische Entwicklung juristisch begleiten.
Schließlich gilt mein Dank auch all denen, deren Skepsis und Opposition eine unbezahlbare Quelle der Motivation für mich bleiben.

Dr. med. Matthias Rath

Anhang

Der Autor

Dr. Matthias Rath wurde 1955 in Stuttgart geboren. Nach seinem Medizinstudium in Münster und Hamburg arbeitete er als Arzt und Wissenschaftler an der Universitätsklinik Hamburg sowie am Deutschen Herzzentrum in Berlin. Ende der achtziger Jahre verlegte er sein Arbeitsgebiet vollständig auf die Erforschung der Herz-Kreislauf-Erkrankung.

Bereits 1987 entdeckte Dr. Rath den Zusammenhang zwischen Lipoprotein(a) und Vitamin-C-Mangel. 1989 lud ihn der zweifache Nobelpreisträger Linus Pauling ein, an seinem Institut in Kalifornien die Herz-Kreislauf-Forschung aufzubauen. Zwischen 1990 und 1992 verfaßte Dr. Rath eine Serie wissenschaftlicher Grundlagenarbeiten der Herz-Kreislauf-Forschung wie »Die Lösung des Rätsels der menschlichen Herz-Kreislauf-Erkrankung« und »Ein einheitliches Konzept der Herz-Kreislauf-Erkrankung, das zur Auslöschung dieser Erkrankung führen wird«. Kurz vor seinem Tode im August 1994 gab Linus Pauling zu Protokoll, daß er an Dr. Rath als seinen Nachfolger dachte.

Heute leitet Dr. Rath das von ihm gegründete private Forschungs- und Entwicklungsinstitut mit dem programmatischen Namen »Health Now«. Health Now entwickelt natürliche Gesundheitsprogramme auf wissenschaftlicher

Grundlage, die derzeit weltweit in Prävention und Basistherapie Anwendung finden. Health Now hält unter anderem die Patentrechte zur ersten natürlichen Therapie der Atherosklerose, entwickelte die wissenschaftlichen Grundlagen der Zellular-Medizin sowie das weltweit erfolgreiche Vitamin-Zell-Komplex-Programm.

Der in diesem Buch zusammengefaßte wissenschaftliche Durchbruch spiegelt sich in Dr. Raths beruflichem und persönlichem Werdegang wider. Die Entscheidung, sein Leben ganz der Wissenschaft zu widmen, hat sich bereits früh abgezeichnet: »Als Arzt kann ich zehn oder zwanzig Patienten pro Tag helfen, mein Beitrag zum Sieg über den Herztod aber kann Millionen retten.«

Kritik konnte ihn nie beirren, im Gegenteil, sie war ihm Ansporn. Auch als ihn seine Kollegen warnten, die Zusammenarbeit mit dem »Vitaminguru« Linus Pauling werde seiner Karriere schaden, forschte er unbeirrt weiter und schuf damit die wissenschaftlichen Grundlagen für den Sieg über den Herztod.

»Grundlegend neue wissenschaftliche Erkenntnisse werden meist von jungen Leuten geschaffen, deren Denkansätze noch nicht von überholten Lehrmeinungen und Dogmen verformt sind. Newton, Einstein und Watson, der Mitentdecker des genetischen Codes, waren Mitte Zwanzig, als sie mit ihren Entdeckungen die wissenschaftliche Welt auf den Kopf stellten. Auch wenn ich mich nicht mit diesen großen Wissenschaftlern vergleiche – der jetzt eingeleitete Sieg über den Herztod ist keine Ausnahme von dieser Regel.«

Auf die allzu durchsichtige Kritik, er sei schließlich kein Hochschullehrer, antwortete Dr. Rath: »Der Sieg über den Herztod hätte von Wissenschaft und Medizin bereits vor einem halben Jahrhundert eingeleitet werden können und müssen. Für Millionen Menschen ist heute nur wichtig, daß Herzinfarkt und Schlaganfall bald der Vergangenheit angehören werden, und nicht, ob darüber der Segen einer Universität schwebt.«

Dr. Matthias Rath stammt aus einfachen Verhältnissen. Seine Eltern waren Gärtner in einem Dorf in Süddeutschland: »Meine Eltern gaben uns Kindern viel mit auf den Weg, und diese humanistischen Werte bestimmen noch heute mein Leben. Dieses Leben ist sicher auch ein Beispiel dafür, daß man nicht in privilegierten Verhältnissen geboren sein muß, um einen Beitrag zu einer besseren Welt leisten zu können.«

Literatur

Die meisten der hier angeführten medizinischen und wissenschaftlichen Zeitschriften sind in englischer Sprache verfaßt. Dies liegt auch daran, daß in Deutschland und Europa im Bereich der Vitaminforschung immer noch viel zu wenig Studien vorliegen. Für interessierte Leser habe ich deshalb ein umfangreiches Literaturverzeichnis zusammengestellt. Sie können die meisten dieser Arbeiten in großen öffentlichen Bibliotheken, insbesondere den medizinischen Universitätsbibliotheken, finden.
Dieses Buch ist in erster Linie für einen breiten Leserkreis geschrieben. Darüber hinaus ist es jedoch auch eine Einladung an meine Ärztekolleginnen und -kollegen in Deutschland und in Europa, sich intensiv mit dem Thema Zellular-Medizin zu befassen. Diese Einladung gilt ganz besonders den Medizinstudentinnen und -studenten als den Ärzten von morgen. Das umfangreiche Literaturverzeichnis ermöglicht es Ihnen allen, die Informationen dieses Buches weiter zu vertiefen.

Armstrong, V. W., P. Cremer, E. Eberle et al. (1986): The association between serum Lp(a) concentrations and angiographically assessed coronary atherosclerosis. Dependence on serum LDL levels. Atherosclerosis 62: 249-257

Altschul, R., A. Hoffer, J. D. Stephen (1955): Influence of nicotinic acid on serum cholesterol in man. Archives of Biochemistry and Biophysics 54: 558-559

Aulinskas, T. H., D. R. Van Westhuyzen, G. A. Coetzee (1983): Ascorbate increases the number of low density lipoprotein receptors in cultured arterial smooth muscle cells. Atherosclerosis 47: 159-171

Avogaro, P., G. B. Bon, M. Fusello (1983): Effect of pantethine on lipids, lipoproteins and apolipoproteins in man. Current Therapeutic Research 33: 488-493

Bässler, K. H., E. Grühn, D. Loew., K. Pietrzik. (1992): Vitamin Lexikon. Gustav Fischer Verlag, Stuttgart

Bates, C. J., A. R. Mandal, T. J. Cole (1977): HDL. cholesterol and vitamin-C status. The Lancet II: 611

Bayer, W., K. Schmidt (1991): Vitamine in Prävention und Therapie. Hippokrates Verlag, Stuttgart

Beamish, *R.* (1993): Vitamin E – then and now. Canadian Journal of Cardiology 9: 29-31

Beisiegel, U., A. Niendorf, K. Wolf, T. Reblin, M. Rath (1990): Lipoprotein(a) in the arterial wall. European Heart Journal 11 (Supplement E): 174-183

Berg, K. (1963): A new serum type system in man – the Lp system. Acta Pathologica Scandinavia 59: 369-382

Bliznakov, E. G., G. L. Hunt (o. J.): Die Entdeckung: Energie-Vitamin Q-10. Lebensbaum Verlag, Bielefeld

Blumberg, A., A. Hanck, G. Sandner (1983): Vitamin nutrition in patients on continuous ambulatory peritoneal dialysis (CAPD). Clinical Nephrology 20: 244-250

Braunwald, E.(Hrsg.) (1992) Heart Disease – A textbook of cardiovascular medicine. W.B. Saunders & Company, Philadelphia

Briggs, M. (1972): Vitamin C requirements and oral contraceptives. Nature 238: 277

Carlson, L. A., A. Hamsten, A. Asplund (1989): Pronounced lowering of serum levels of lipoprotein Lp(a) in hyperlipidemic subjects treated with nicotinic acid. Journal of Internal Medicine (England) 226: 271-276

Cherchi, A., C. Lai, F. Angelino, G. Trucco, S. Caponnetto, P. E. Mereto, G. Rosolen, U. Manzoli, G. Schiavoni, A. Reale, F. Romeo, P. Rizzon, I. Sorgente, A. Strano, S. Novo, R. Immordino (1985): International Journal of Clinical Pharmacology, Therapy and Toxicology: 569-572

Chow, C. K., C. Changchit , R. B. Bridges, S. R. Rehn , J. Humble, J. Turbek (1986): Lower levels of vitamin C and carotenes in plasma of cigarette smokers. Journal of the American College of Nutrition 5: 305-312

Clemetson ,C. A. B. (1989): Vitamin C, Volume I-III. CRC Press Inc., Florida

Cushing, G. L., J. W. Gaubatz, M. L. Nave , B. J. Burdick, T. M. A. Bocan, J. R. Guyton, D. Weilbaecher, M. E. DeBakey, G. M. Lawrie, J. D. Morrisett (1989): Quantitation and localization of lipoprotein(a) and B in coronary artery bypass vein grafts resected at re-operation. Arteriosclerosis 9: 593-603

Dahlen, G. H., J. R. Guyton, M. Attar, J. A. Farmer, J. A. Kautz, A. M. Gotto, Jr. (1986): Association of levels of lipoprotein Lp(a), plasma lipids, and other lipoproteins with coronary artery disease documented by angiography. Circulation 74: 758-765

DeMaio, S. J., S. B. King, N. J. Lembo, G. S. Roubin, J. A. Hearn, H. N. Bhagavan, D. S. Sgoutas (1992): Vitamin E supplementation, plasma lipids and incidence of restenosis after percutaneous transluminal coronary angioplasty (PTCA). Journal of the American College of Nutrition 11: 68-73

Dice, J. F., C. W. Daniel (1973): The hypoglycemic effect of ascorbic acid in a juvenile-onset diabetic. International Research Communications System: 1: 41

Digiesi, V. (1992): Mechanism of action of coenzyme Q-10 in essential hypertension. Current Therapeutic Research 51: 668-672

England, M. (1992): Magnesium administration and dysrhythmias after cardiac surgery: A placebo-controlled, double-blind randomized trial. Journal of the American Medical Association 268: 2395-2402

Enstrom, J. E., L. E. Kanim, M. A. Klein (1992): Vitamin C intake and mortality among a sample of the United States population. Epidemiology 3: 194-202

Ferrari, R., Cucchini, O. Visioli (1984): The metabolical effects of L-carnitine in Angina pectoris. International Journal of Cardiology 5: 213-216

Folkers, K., Y. Yamamura (Hrsg.) (1976,1979,1981,1984,1986): Biomedical and clinical aspects of coenzyme Q. Volume 1-5. Elsevier Science Publishers, New York

Folkers, K., S. Vadhanavikit, S. A. Mortensen (1985): Biochemical rationale and myocardial tissue data on the effective therapy of cardiomyopathy with coenzyme Q-10. Proceedings of the National Academy of Sciences USA 82: 901-904

Folkers, K., P. Langsjoen, R. Willis, P. Richardson, L. J. Xia, C. Q. Ye, H. Tamagawa (1990): Lovastatin decreases coenzyme Q-10 levels in humans. Proceedings of the National Academy of Sciences USA 87: 8931-8934

Gaby, S. K., A. Bendich, V. N. Singh, L. J. Machlin (Hrsg.) (1991): Vitamin intake and health. Marcel Dekker Inc. N.

Gaddi, A., G. C. Descovich, G. Noseda, C. Fragiacomo, L. Colombo, A. Craveri, G. Montanari, C. R. Sirtori (1984): Controlled evaluation of pantethine, a natural hypolipidemic compound, in patients with different forms of hyperlipoproteinemia. Atherosclerosis 5: 73-83

Galeone, F., A. Scalabrino, F. Giuntoli, A. Birindelli, G. Panigada, Rossi, P. Saba (1983): The lipid-lowering effect of pantethine in hyperlipidemic patients: a clinical investigation. Current Therapeutic Research 34: 383-390

Genest, J., Jr., J. L. Jenner, J. R. McNamara, J. M. Ordovas, S. R. Silberman, P. W. F. Wilson, E. J. Schaefer (1991): Prevalence of lipoprotein(a) Lp(a) excess in coronary artery disease. American Journal of Cardiology 67: 1039-1045

Gerster, H. (1991): Potential role of beta-carotene in the prevention of cardiovascular disease. International Journal of Vitamin and Nutrition Research 61: 277-291

Gey, K. F., H. B. Stähelin, P. Puska, A. Evans (1987): Relationship of plasma level of vitamin C to mortality from ischemic heart disease.110-123. In: Burns JJ, Rivers JM, Machlin LJ (Hrsg.): Third conference on vitamin C. Annals of the New York Academy of Sciences 498

Gey, K. F., P. Puska, P. Jordan, U. K. Moser (1991): Inverse correlation between plasma vitamin E and mortality from ischemic heart disease in cross-cultural epidemiology. American Journal of Clinical Nutrition 53: 326, Supplement

Ghidini, O., M. Azzurro, A. Vita, G. Sartori (1988): Evaluation of the therapeutic efficacy of L-carnitine in congestive heart failure. International Journal of Clinical Pharmacology, Therapy and Toxicology 26: 217-220

Ginter, E. (1973): Cholesterol: Vitamin C controls its transformation into bile acids. Science 179: 702

Ginter, E. (1991): Vitamin C deficiency cholesterol metabolism and atherosclerosis. Journal of Orthomolecular Medicine 6: 166-173

Halliwell, B., J. M. C. Gutteridge (Hrsg.) (1985): Free radicals in biology and medicine. Oxford University Press, London, New York, Toronto

Harwood, H. J, Jr, Y. J. Greene, P. W. Stacpoole (1986): Inhibition of human leucocyte 3-hydroxy-3-methylglutaryl coenzyme A reductase activity by ascorbic acid. An effect mediated by the free radical monodehydro-ascorbate. Journal of Biological Chemistry 261: 7127-7135

Hermann, W. J., JR, K. Ward , J. Faucett (1979): The effect of tocopherol on high-density lipoprotein cholesterol. American Journal of Clinical Pathology 72: 848-852

Hemilä, H. (1992): Vitamin C and plasma cholesterol. In: Critical Reviews in Food Science and Nutrition 32 (1): 33-57, CRC Press Inc., Florida

Hoff, H. F., G. J. Beck, C. I. Skibinski, G. Jürgens, J. O'Neil, J. Kramer, B. Lytle (1988): Serum Lp(a) level as a predictor of vein graft stenosis after coronary artery bypass surgery in patients. Circulation 77: 1238-1244

Iseri, L. T. (1986) Magnesium and cardiac arrhythmias. Magnesium 5: 111-126

Iseri, L. T., J. H. French (1984): Magnesium: nature's physiologic calcium blocker. American Heart Journal 108: 188-193

Jacques, P.F., S. C. Hartz, R. B. McGandy, R,. A. Jacob, R. M. Russell (1987): Ascorbic acid, HDL, and total plasma cholesterol in the elderly. Journal of the American College of Nutrition 6: 169-174

Kamikawa, T., A. Kobayashi, T. Emaciate, H. Hayashi, N. Yamazaki (1985): Effects of coenzyme Q-10 on exercise tolerance in chronic stable Angina pectoris. American Journal of Cardiology 56: 247-251

Klepzig, H. (1993): Cholesterin – Zeit zum Umdenken. Fortschritte der Medizin 110, Nr. 34, 12

Koh, E. T. (1984) Effect of Vitamin C on blood parameters of hypertensive subjects. Oklahoma State Medical Association Journal 77: 177-182

Korbut, R. (1993): Effect of L-arginine on plasminogen-activator inhibitor in hypertensive patients with hypercholesterolemia. New England Journal of Medicine 328 [4]:287-288

Kostner, G. M., P. Avogaro, G. Cazzolato, E. Marth, G. Bittolo-Bon, G. B. Qunici (1981): Lipoprotein Lp(a) and the risk for myocardial infarction. Atherosclerosis 38: 51-61

Langsjoen, P. H., K. Folkers, K. Lyson, K. Muratsu, T. Lyson, P. Langsjoen (1988): Effective and safe therapy with coenzyme Q-10 for cardiomyopathy. Klinische Wochenschrift 66: 583-590

Langsjoen, P. H., K. Folkers, K. Lyson, K. Muratsu, T. Lyson, P. Langsjoen (1990): Pronounced increase of survival of patients with cardiomyopathy when treated with coenzyme Q-10 and conventional therapy. International Journal of Tissue Reactions XIII (3) 163-168

Lavie, C. J. (1992): Marked benefit with sustained-release niacin (vitamin B3) therapy in patients with isolated very low levels of high-density lipoprotein cholesterol and coronary artery disease. The American Journal of Cardiology 69: 1093-1085

Lawn, R. M. (1992): Lipoprotein(a) in heart disease. Scientific American. June: 54-60

Lehr, H. A., B. Frei, K. E. Arfors (1994): Vitamin C prevents cigarette smoke-induced leucocyte aggregation and adhesion to endothelium in vivo. Proceedings of the National Academy of Sciences 91: 7688-7692

Levine, M. (1986): New concepts in the biology and biochemistry of ascorbic acid. New England Journal of Medicine 314: 892-902

Liu, V. J., R. P. Abernathy (1982): Chromium and insulin in young subjects with normal glucose tolerance. American Journal of Clinical Nutrition 25: 661-667

Mann, G. V., P. Newton (1975): The membrane transport of ascorbic acid. Second Conference on Vitamin C. 243-252. Annals of the New York Academy of Sciences

Mather, H. M. et al. (1979): Hypomagnesemia in diabetes. Clinical and Chemical Acta 95: 235-242

McBride, P. E., J. E. Davis (1992): Cholesterol and cost-effectiveness implications for practice, policy, and research. Circulation 85: 1939-1941

McCarron, D. A., C. D. Morris, H. J. Henry, J. L. Stanton (1984): Blood pressure and nutrient intake in the United States. Science 224: 1392-1398

McNair, P. et al. (1978): Hypomagnesemia, a risk factor in diabetic retinopathy. Diabetes 27: 1075-1077

Miccoli, R., P. Marchetti, T. Sampietro, L. Benzi, M. Tognarelli, R. Navalesi (1984): Effects of pantethine on lipids and apolipoproteins in hypercholesterolemic diabetic and nondiabetic patients. Current Therapeutic Research 36: 545-549

Mikami, H. et al. (1990): Blood pressure response to dietary calcium intervention in humans. American Journal of Hypertension 3: 147-151

Mindell, E.(1993): Die Vitamin-Bibel. Heyne Verlag, München

Newman, T., S. Hulley (1996): Carcinogenicy of Lipid-Lowering-Drugs. Journal of the American Medical Association 275: 55–60.

Niedzwiecki, A., V. Ivanov (1994): Direct and extracellular matrix mediated effect of ascorbate on vascular smooth muscle cell proliferation. 24th AAA (Age) and 9th American College of Clinical Gerontology Meeting Washington D.C.

Niendorf, A., M. Rath, K. Wolf, S. Peters, H. Arps, U. Beisiegel, M. Dietel (1990): Morphological detection and quantification of lipoprotein(a) deposition in atheromatous lesions of human aorta and coronary arteries. Virchow's Archives of Pathological Anatomy 417: 105-111

Nunes, G.L., D. S. Sgoutas, R. A. Redden, S. R. Sigman, M. B. Gravanis, S. B. King, B. C. Berk (1995): Combination of Vitamin C and E alters the response to coronary balloon injury in the pig. Arteriosclerosis, Thrombosis and Vascular Biology 15: 156-165

Opie, L. H. (1979): Review: Role of carnitine in fatty acid metabolism of normal and ischemic myocardium. American Heart Journal 97: 375-388.

Paolisso, G. et al. (1993) Pharmacologic doses of vitamin E improve insulin action in healthy subjects and in non-insulin-dependent diabetic patients. American Journal of Clinical Nutrition 57: 650-656

Paterson, J. C. (1941): Canadian Medical Association Journal 44: 114-120

Pauling, L. (1986): Das Vitamin-Programm. Topfit bis ins hohe Alter. Goldmann Verlag, München

Pfleger, R., F. Scholl (1937): Diabetes und Vitamin C. Wiener Archiv für Innere Medizin 31: 219-230

Rath, M., A. Niendorf, T. Reblin, M. Dietel, H. J. Krebber, U. Beisiegel (1989): Detection and quantification of lipoprotein(a) in the arterial wall of 107 coronary bypass patients. Arteriosclerosis 9: 579-592

Rath, M., Pauling, L.(1990a): Hypothesis: Lipoprotein(a) is a surrogate for ascorbate. Proceedings of the National Academy of Sciences USA 87: 6204-6207

Rath, M., Pauling, L.(1990b): Immunological evidence for the accumulation of lipoprotein(a) in the atherosclerotic lesion of the hypoascorbemic guinea pig. Proceedings of the National Academy of Sciences USA 87: 9388-9390

Rath, M., Pauling, L.(1991a): Solution to the puzzle of human cardiovascular disease: Its primary cause is ascorbate deficiency, leading to the deposition of lipoprotein(a) and fibrinogen/fibrin in the vascular wall. Journal of Orthomolecular Medicine 6: 125-134

Rath, M., Pauling, L.(1991b): Apoprotein(a) is an adhesive protein. Journal of Orthomolecular Medicine 6: 139-143

Rath, M., Pauling, L.(1992a): A unified theory of human cardiovascular disease leading the way to the abolition of this disease as a cause for human mortality. Journal of Orthomolecular Medicine 7: 5-15

Rath, M., Pauling, L.(1992b): Plasmin-induced proteolysis and the role of apoprotein(a), lysine, and synthetic lysine analogs. Journal of Orthomolecular Medicine 7: 17-23

Rath, M., Pauling, L. (1993): Die Entstehung von Herz-Kreislauf-Erkrankungen. Vitamin-C-Mangel als Ursache für die Ablagerung von Lipoprotein(a) und Fibrinogen/Fibrin in der Gefäßwand. Journal für Orthomolekulare Medizin 1, Heft 2, 19

Rath, M., (1992c): Lipoprotein-a reduction by ascorbate. Journal of Orthomolecular Medicine 7: 81-82

Rath, M., (1992d): Solution to the puzzle of human evolution. Journal of Orthomolecular Medicine 7: 73-80

Rath, M. (1992e:) Reducing the risk for cardiovascular disease with nutritional supplements. Journal of Orthomolecular Medicine 7: 153-162

Rath, M. (1993b) Eradicating heart disease. Health Now Inc., San Francisco, USA

Rath, M. (1993c): A new era in medicine. Journal of Orthomolecular Medicine 8: 134-135

Rath, M. (1994b): Why animals don't get heart attacks. Health Now Inc., San Francisco, USA

Rhoads, G. G., G. Dahlen, K. Berg, N. E. Morton, A. L. Dannenberg (1986): Lp(a) Lipoprotein as a risk factor for myocardial infarction. Journal of the American Medical Association 256: 2540-2544.

Riales RR, Albrink MJ. Effect of chromium chloride supplementation on glucose tolerance and serum lipids including high-density lipoprotein of adult men. American journal of Clinical Nutrition 34: 2670-2678

Riemersma, R. A., D. A. Wood, C. C. A. Macintyre, R. A. Elton, K.F. Gey, M. F. Oliver (1991): Risk of Angina pectoris and plasma concentrations of vitamins A, C, and E and carotene. The Lancet 337: 1-5

Rimm, E. B., M. J. Stampfer, A. A. Ascherio, E. Giovannucci,G. A. Colditz, W. C. Willett (1993): Vitamin E consumption and the risk of coronary heart disease in men. New England Journal of Medicine 328: 1450-1449

Rivers JM. (1975) Oral contraceptives and ascorbic acid. American Journal of Clinical Nutrition 28: 550-554

Rizzon, P., G. Biasco, M. Di Biase, F. Boscia, U. Rizzo, F. Minafra, A. Bortone, N. Silprandi, A. Procopio, E. Bagiella, M. Corsi (1989): High doses of L-carnitine in acute myocardial infarction: metabolic and antiarrhythmic effects. European Heart Journal 10: 502-508

Rudolph, Willi (1939): Vitamin C und Ernährung. Enke Verlag, Stuttgart

Salonen, J.T., R. Salonen, M. Ihanainen, M. Parviainen, R. Seppänen, K. Seppänen, R. Rauramaa (1987): Vitamin C deficiency and low linolenate intake associated with elevated blood pressure: The Kuopio Ischemic Heart Disease Risk Factor Study. Journal of Hypertension 5 (Supplement 5): 521-524

Salonen, J.T., R. Salonen, R. Seppänen,, S. Rinta-Kiikka, M. Kuukka, H. Korpela, G. Alfthan, M. Kantola, W. Schalch (1991): Effects of antioxidant supplementation on platelet function: a randomized pair-matched, placebo-controlled, double-blind trial in men with low antioxidant status. American Journal of Clinical Nutrition 53: 1222-1229

Sauberlich, H. E., L. J. Machlin (Hrsg.) (1992): Beyond deficiency: new views on the function and health effects of vitamins. Annals of the New York Academy of Sciences 669

Seidel, D (1992): Neuer Risikofaktor für Atherosklerose identifiziert: das Lipoprotein(a). Ärzte-Zeitung vom 13. 4. 1992

Smith, H. A., T. C. Jones (Hrsg.) (1958): Veterinary Pathology

Sokoloff, B., M. Hori, C. C. Saelhof, T. Wrzolek, T. Imai (1966): Aging, atherosclerosis and ascorbic acid metabolism. Journal of the American Gerontology Society 14: 1239-1260

Som, S., S. Basu, D. Mukherjee, S. Deb, P. R. Choudhury, S. Mukherjee, S. N. Chatterjee, J. B. Chatterjee (1981): Ascorbic acid metabolism in diabetes mellitus. Metabolism 30: 572-577

Spittle C. R. (1971): Atherosclerosis and Vitamin C. Lancet II, 1280-1281

Stankova L., M. Riddle, J. Larned, K. Burry, D. Menashe, J. Hart, R. Bigley (1984): Plasma ascorbate concentrations and blood cell dehydroascorbate transport in patients with diabetes mellitus. Metabolism 33: 347-353

Stepp, W., H. Schroeder, F. Altenburger (1935): Vitamin C und Blutzucker. Klinische Wochenschrift 14 [26]: 933-934

Stryer, L. (1988): Biochemistry. 3rd edition. W.H. Freeman and Company New York

Tarry, W. C. (1994): L-arginine improves endothelium-dependent vasorelaxation and reduces intimal hyperplasia after baloon angioplasty. Arteriosclerosis and Thrombosis 14: 938-943

Teo, K. K., Y. Salim (1993): Role of magnesium in reducing mortality in acute myocardial infarction: A review of the evidence. Drugs 46[3]: 347-359

Thomsen, J. H., A. L. Shug, V. U. Yap et al. (1979): Improved pacing tolerance of the ischemic human myocardium after administration of carnitine. American Journal of Cardiology 43: 300-306

Turlapaty, P. D. M. V., B. M. Altura (1980): Magnesium deficiency produces spasms of coronary arteries: relationship to etiology of sudden death ischemic heart disease. Science 208: 198-200

Virchow, R. (1859): Cellularpathologie. Verlag von August Hirschwald, Berlin

Widman, L. et al. (1993): The dose-dependent reduction in blood pressure through administration of magnesium: A double-blind placebo controlled cross-over study. American Journal of Hypertension 6: 41-45

Willis, G. C., A. W. Light, W. S. Gow (1954) Serial arteriography in atheroscle rosis. Canadian Medical Association Journal 71: 562-568

Zenker, G., P. Koeltringer, G. Bone, K. Kiederkorn, K. Pfeiffer, G. Jürgens (1986): Lipoprotein(a) as a Strong Indicator for Cardiovascular Disease. Stroke 17: 942-945

Statistische Angaben:

Statistisches Bundesamt, Wiesbaden 1995

Vital Statistics of the United States, US Department of Health and Human Services, National Center for Health Statistics, 1994

World Health Statistics, World Health Organisation, Genf, 1994

Weitere Informationen zum Vitamin-Zell-Komplex

Das Vitamin-Zell-Komplex-Programm steht inzwischen auch den Menschen in Europa offen. Für weitere Informationen zu diesem Gesundheitsprogramm nutzen Sie bitte die nebenstehende Rückantwortkarte. Kopieren Sie diese Karte einfach aus dem Buch oder schneiden Sie sie aus und schicken Sie sie in einem frankierten Briefumschlag an die angegebene Adresse.

Für schnellste Informationen schicken Sie ein Telefax an die Nummer 0511/39 41 036 oder rufen Sie gebührenfrei an unter 0130/18 74 39. Für Anrufer aus Österreich und der Schweiz gilt folgende Telefonnummer: 0049 (Vorwahl nach Deutschland)/511/39 41 033

Wenn Sie über einen PC mit Modem verfügen – besuchen Sie »Health Now« doch einfach auf dem Internet. Dort haben Sie unmittelbaren Zugang zu

- aktuellen Ergebnissen der Vitaminforschung,
- neuen Produktentwicklungen im Bereich der Zellularmedizin,
- aktuellen Publikationen von Dr. Rath und Health Now,
- Informationen über die Fortschritte in der weltweiten Kampagne zum Sieg über die Herz-Kreislauf-Erkrankungen.

Sie finden uns unter:

http://www.healthnow1.com/

Ja, ich möchte mehr über das Vitamin-Zell-Komplex-Programm nach Dr. Rath erfahren. Bitte senden Sie Informationsunterlagen an:

Name Vorname

Straße

Postleitzahl Wohnort

Land

Bitte freimachen

Dr. Horst Meyer
Health Now Europa
Boedekerstraße 84
D-30161 Hannover

Herbig Gesundheitsratgeber

Dr. Erich Grassl
Lebensfahrplan für die Älteren
Wie helfe ich mir selbst
Was bietet die öffentliche Hand
Was steht mir gesetzlich zu
Die wichtigsten Adressen
176 Seiten

Dr. Manfred Köhnlechner
Mutter ist der beste Arzt
Bewährte Hausmittel.
152 Seiten

Die Natur hilft
Gesund durch alle Jahreszeiten.
176 Seiten

Maria-Elisabeth Lange-Ernst
Bio-Element Magnesium
Beruhigung aus der Natur.
176 Seiten

Die Sojabohne
Ein Bündel Gesundheit.
152 Seiten

Professor Berthold A. Mülleneisen
Heilgebete
Gesundheit aus eigener Kraft.
128 Seiten

Julika Oldenburg
Reisemedizin
Ratschläge für unterwegs von A – Z
208 Seiten

Dr. med. Karl J. Pflugbeil
Vital-Plus
Das große Programm der Orthomolekularen Medizin.
192 Seiten

Leo Sillner
Gesundheit mit Knoblauch
168 Seiten

Dr. med. S. Thor-Wiedemann und Dr. med. V. Fintelman
Der Gesundheitswegweiser
Die drei Therapiemöglichkeiten auf einen Blick:
Schulmedizin · Naturheilkunde · Hausmittel
192 Seiten

Dr. med. Walter Weber
Der Mensch ist mehr als sein Körper
Beschwerden sind heilbar.
176 Seiten

Die Seele heilt den Menschen
Gesundheit ist lernbar.
192 Seiten

Professor Dr. Fritz Wiedemann
Die Kunst glücklich zu sein
Eine Psychotherapie zur Selbstbehandlung
168 Seiten